T. Sout.
E.

ESSAI HISTORIQUE

SUR LA

MÉDECINE DES HÉBREUX

ANCIENS ET MODERNES;

PAR

M. DAVID CARCASSONNE,

Ex-Chef des Cliniques médicale et de perfectionne-
ment pour les maladies chroniques, et Docteur
en Médecine de a Faculté de Montpellier, ancien
Médecin militaire.

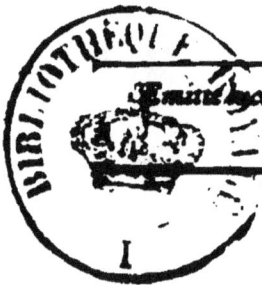

Emitte lucem tuam et veritatem, ut me ducent.
Psalm. XLIII. v. 1.

À MONTPELLIER,

Chez SEVALLE, Libraire, Grand'rue, n.° 121.

Et à NISMES,

Chez l'Auteur, rue de Roussy, n.° 128.

1815.

MONTPELLIER,

De l'Imprimerie Royale de Tournel Frères,
rue Aiguillerie, n.º 43.

A

MON PÈRE,

A

MA MÈRE,

Tribut d'Amour et de Reconnaissance.

D. CARCASSONNE.

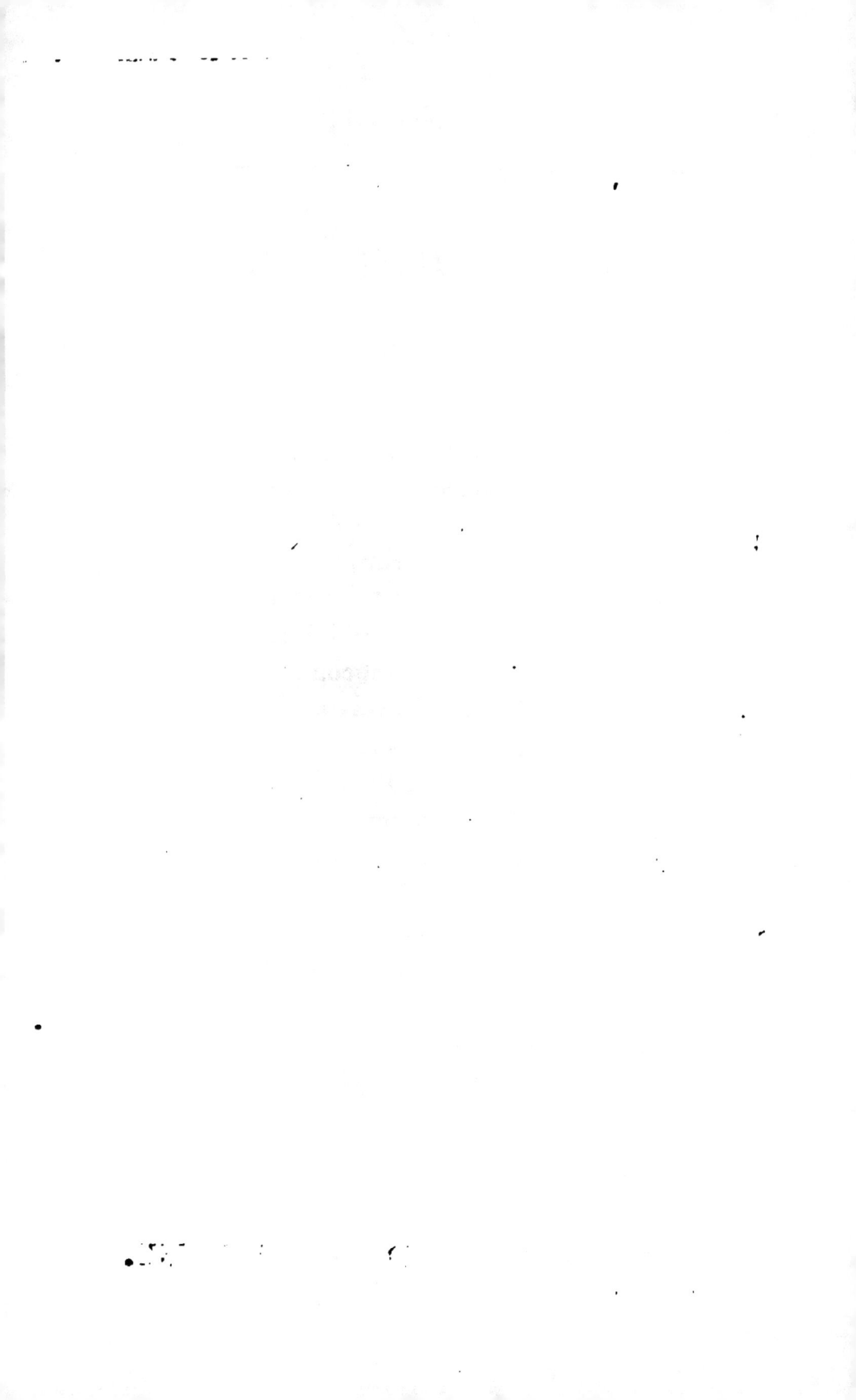

INTRODUCTION.

EN 1811, je soutins, à la Faculté de Médecine de Montpellier, une Thèse sur l'histoire de la médecine des Hébreux. Cet ouvrage que je fais réimprimer aujourd'hui sans aucun changement important, fut accueilli avec beaucoup d'indulgence, et MM. les Professeurs me tinrent compte, sans doute, des nombreuses difficultés qu'offrait un pareil sujet. Je présentai ensuite cette dissertation à l'Académie du Gard, qui, approuvant le rapport de M. le Docteur Phélip, un de ses membres, accueillit mon hommage avec intérêt. L'approbation que je reçus de cette Société savante, est consignée dans le compte-rendu des travaux de l'Académie, par M. Trélis, secrétaire perpétuel (1). Une pareille approbation est trop honorable, pour qu'on ne me permette de la rapporter ici; et si je la méritais dans l'exercice de ma profession,

(1) Voyez la notice des travaux de l'Académie du Gard, pendant l'année 1811, I.re partie, pag. 240

je serais amplement dédommagé de neuf
années consacrées à l'étude et à la pratique
de la Médecine, dans les écoles de Montpellier et de Paris, et dans les hôpitaux civils
et militaires.

« *Sur la Médecine des Hébreux, par*
« *M. David Carcassonne, et rapport de*
« *M. Phélip sur cet ouvrage.*

« Un rapport clair à la fois et détaillé de
« M. Phélip, nous a fait connaître un écrit
« de M. Carcassonne, dont ce jeune médecin
« a fait hommage à l'Académie. Il a pour
« titre : *Essai historique sur la Médecine des*
« *Hébreux,* et il a été présenté sous forme
« de thèse à la Faculté de Médecine de
« Montpellier.
« La science de la Médecine, dit le rap-
« porteur, ou cette histoire de tous les phé-
« nomènes que présente l'économie animale,
« se trouvant en même temps liée aux pro-
« grès de l'esprit humain, il ne paraît point
« extraordinaire que ceux qui se dévouent
« à son exercice, aillent fouiller dans les
« plus antiques annales, pour connaître les
« peuples qui l'ont cultivée avec plus d'avan-
« tage, et les hommes, en particulier, qui
« l'ont étudiée avec le plus d'émulation.
« Si cette heureuse curiosité n'applanit pas

« les difficultés de la science, elle en embellit
« au moins la route, et la fait trouver moins
« difficile: tel a été sans doute le motif qui
« a dirigé M. Carcassonne dans son choix
« d'un sujet d'inauguration médicale. Il a dû
« en exister un de plus pour lui, c'était celui
« de montrer ce qu'a de droits à la recon-
« naissance de l'humanité, un peuple non
« moins célèbre par ses malheurs, que par
« la singularité de son histoire, et que notre
« mépris trop souvent injuste persécute en-
« core. Que faut-il de plus pour exciter
« notre attention et notre intérêt?

« Nous ne saurions suivre M. Phélip dans
« l'exposé de l'ouvrage qu'il analyse; bor-
« nons-nous à transcrire ici sa conclusion.

« M. Carcassonne termine, dit-il, son
« travail, en témoignant le regret de n'avoir
« pu réunir des connaissances assez vastes
« pour lui donner toute l'étendue dont il
« était susceptible. Il ne l'aurait pas entrepris,
« s'il avait apprécié les obstacles qu'il devait
« rencontrer: mais, comme le dit Montaigne,
« *les difficultés et l'obscurité ne s'aperçoivent*
« *en aucune science que par ceux qui y ont*
« *entrée.* Pour nous qui avons lu avec plaisir
« son ouvrage, qui avons été content de
« l'esprit qui l'a dicté, de la pureté du style,
« de l'étendue des connaissances qu'il sup-
« pose, nous ne pouvons qu'applaudir à ces

« premiers efforts de l'auteur , et inviter
« l'Académie à lui témoigner sa satisfaction ,
« en l'exhortant à continuer de justifier , par
« des travaux dignes du premier, les heu-
« reuses espérances qu'il fait concevoir.

« L'Académie, conformant son opinion
« à celle de M. Phélip , a accueilli avec
« d'autant plus d'intérêt l'essai de M. Carcas-
« sonne, que l'auteur appartient lui-même
« au peuple dont il retrace les travaux en
« Médecine ; et qu'elle ne peut voir sans
« plaisir une nation, trop long-temps victime
« de ses propres préjugés et de ceux des
« autres, sortir d'une longue oppression, et
« recevoir enfin l'influence d'une lumière
« bienfaisante et trop tardive. »

M. le rapporteur commence par examiner
les motifs qui m'ont dirigé dans le choix de
ma dissertation , sans doute parce qu'il a
remarqué que je me suis écarté de la marche
ordinaire des élèves, dont la plupart prennent
une maladie pour le sujet de leur thèse.
Outre les motifs reconnus par M. le rapporteur, j'ai été bien aise d'écrire sur une
matière qui pût présenter quelqu'intérêt ,
même aux personnes étrangères à l'art de
guérir ; l'étude de l'histoire de cet art , est
d'ailleurs de la plus grande importance pour
le praticien. C'est en recherchant ce qu'a
été la Médecine dans tous les temps et chez

tous les peuples, en suivant les travaux successifs des médecins, et les changemens qu'ils ont introduits dans la théorie et dans la pratique, en appréciant les progrès qu'ils ont fait faire à la science, qu'on est mieux à même d'acquérir une connaissance exacte de son état actuel ; c'est en reconnaissant les succès et même les erreurs de nos dévanciers, qu'on tire parti des uns et des autres : et lorsque nous profitons de leurs travaux, devons-nous oublier les noms de ces bienfaiteurs de l'humanité ? Et que penserait-on de celui qui ignorerait l'histoire de la science en laquelle il s'honore d'avoir le nom de docteur ?

Je me suis proposé dans cette dissertation, de présenter un tableau abrégé des services rendus aux sciences, et particulièrement à la médecine, par une classe d'hommes, dont les travaux ont été d'autant plus utiles, que l'époque la plus glorieuse de leur histoire scientifique et littéraire, correspond à ces siècles d'ignorance et de barbarie, pendant lesquels toutes les connaissances acquises semblaient devoir disparaître de dessus la terre. Ce fut au milieu des persécutions et des misères, et alors que sans patrie, ils n'obtenaient sous les Princes les plus humains qu'une tolérance passagère, que les restes dispersés d'Israël étudièrent les sciences, obtinrent les plus grands succès dans la pratique de la médecine, et méritèrent de faire époque dans les fastes de cet art divin, qui a pour objet le soulagement de l'humanité souffrante, et dont l'étude et les progrès sont si intimement liés au bonheur des hommes. Répandus sur toute la surface du monde connu, ils portèrent partout les premiers germes des connaissances médicales dont ils avaient hérité de leurs pères, et auxquelles ils avaient ajouté celles des peuples avec lesquels ils avaient eu des relations dans leurs fréquentes migrations.

Originaires de la Perse Orientale, les Hébreux habitèrent d'abord la Mésopotamie. Ils passèrent de là dans la Palestine et puis dans l'Égypte, où les conduisit la vente de Joseph et son élévation. Après un séjour de 4 siècles, pendant lesquels ils se multiplièrent d'une manière prodigieuse, et empruntèrent des Égyptiens plusieurs usages, et les principes d'idolâtrie qui leur attirèrent si souvent la colère de Dieu, ils revinrent dans cette terre promise à leurs pères, et qui devait être le siége de leur gloire et le théâtre de leur valeur.

Ce peuple uniquement occupé des ses

champs et de ses troupeaux, n'eut d'abord
que de faibles relations avec les habitans
des pays voisins. Une suite de guerres com-
mencées et terminées dans peu de jours,
remplissent le livre des Juges. On y voit
continuellement des laboureurs et des ber-
gers, abandonnant pour quelque temps
leurs travaux journaliers, armés à la hâte,
emportant chacun leurs provisions, aller
repousser l'ennemi, et rentrer triomphans
dans leurs chaumières. Ce ne fut que sous
le Roi David, qu'ils eurent des troupes soldées
et entretenues aux dépens du Prince. Le
sage Salomon, son fils et son successeur,
souverain d'un état puissant, affermi et
étendu par les victoires de son père, fit
fleurir le commerce et la navigation. Ses
vaisseaux osèrent affronter la mer rouge,
et aborder les rivages de la mer des Indes
et du golfe Persique, d'où ils rapportèrent
les richesses immenses que ce grand Roi
consacra à la construction du temple de Dieu.
Mais cette prospérité fut de courte durée:
par la séparation des royaumes d'Israël et
de Juda, les guerres intestines et l'oubli du
vrai culte, la Palestine devint la conquête
des Rois de Médie, de Babylone et d'Assy-
rie, jusques à ce qu'enfin Nabuchodonosor
ayant ruiné Jérusalem, dispersa les habitans
de la Judée dans tout l'Orient.

Un grand nombre de familles se retirèrent dans l'Égypte, où elle se provignèrent
considérablement et vécurent presqu'igno-
rées jusqu'à Alexandre-le-Grand. Ce conquérant ayant rangé ce pays sous sa domination, et voulant peupler cette ville, devenue si célèbre, qu'il venait de fonder, et
à laquelle il avait donné son nom, leur
accorda les mêmes priviléges qu'aux Macédoniens. Une circonstance aussi favorable
attira beaucoup de Juifs à Alexandrie, et
quoiqu'ils éprouvassent dans la suite des
changemens dans leur sort, selon le caprice
du Prince qui gouvernait, ils ressentirent
pendant long-temps les effets d'une aussi
puissante protection. Profitant de cette heureuse tranquillité, ils étudièrent les sciences, qui fleurirent de bonne heure dans cette
ville naissante, et où elles devaient trouver
de si puissans protecteurs. Ils obtinrent même
un tel degré de considération, que Ptolomée Philadelphe qui les traitait avec beaucoup de douceur, désirant connaître leur
histoire, leur fit faire la traduction grecque
de la bible, connue sous le nom de version
des Septante.

Alexandrie ne fut point le seul théâtre
de leurs travaux littéraires, et après la ruine
de Bither, chassés par Adrien de la Palestine et particulièrement de Jérusalem, ils

se joignirent à leurs frères qui avaient été transportés par Nabuchodonosor sur les rives de l'Euphrate, et fondèrent les académies de Sora, de Nahardéa, etc., qui devinrent si célèbres et se maintinrent jusqu'au onzième siècle. Ce fut à cette même époque que, cherchant un asile contre la persécution des Romains, ils se répandirent dans l'Éthiopie et l'Arabie, peuplèrent une partie de ce pays, et devinrent si nombreux et si puissans, qu'on les vit dans la suite lever des armées et livrer bataille à Mahomet, pour s'opposer au cours impétueux de sa religion, qu'ainsi que ses premiers successeurs, il ne cherchait à établir que par les combats et les victoires.

Mais bientôt les inclinations des Arabes changent : après s'être distingués par les conquêtes rapides de la Palestine, de la Syrie, de la Perse, de l'Égypte ; avoir porté atteinte à l'empire des Grecs, établi celui des Sarrazins et réuni l'Espagne à leur vaste domination, leurs Khalifes, ces fiers conquérans qui ne semblaient vaincre que pour l'entière destruction des lettres, et pour réduire, comme l'avait voulu Omar, tous les livres au seul Alcoran, devinrent les protecteurs les plus zélés des sciences dont l'histoire nous ait transmis les noms. Ce fut Abou Giaffar Almansor, le 21.e Khalife, le 2.e de la famille des Abassides, l'an 136 de l'hégire et 754 de l'ère chrétienne, qui fit cette heureuse révolution. Il attira auprès de lui un grand nombre de savans Nestoriens ou Juifs. Ceux-ci avaient cessé depuis Omar d'être persécutés; ils concoururent puissamment à la fondation des écoles, communiquèrent aux Arabes toutes les connaissances qu'ils avaient acquises, s'adonnèrent à l'étude de l'astronomie et de la médecine, et traduisirent et commentèrent les ouvrages d'Hippocrate, d'Aristote, d'Euclide, de Galien, etc. Enfin, les Sultans Buides ou Dilémites s'étant emparés du pouvoir des Khalifes, ne leur laissèrent qu'un fantôme d'autorité. Ils persécutèrent les Juifs, détruisirent leurs célèbres écoles; et les savans qui les composaient s'étant répandus par l'Espagne dans l'Occident, fournirent ces nombreux médecins, qui pendant trois siècles furent les seuls qui traitassent les maladies avec méthode.

Outre la fondation de l'université de médecine de Montpellier, qui a illustré cette époque, elle mérite d'autant plus de fixer notre attention, que les Sarrasins entièrement chassés d'Espagne, en 1250, par Ferdinand III, repassèrent en Afrique, où ils portaient le goût des sciences qui s'y perdit bientôt. Celles-ci auraient peut-être disparu de dessus la terre, si les Juifs qui avaient à Cordoue, à Grenade, à Tolède, des écoles particulières où la médecine s'enseignait avec soin, n'eussent conservé le dépôt précieux qui échappait aux Arabes, et par une suite de cette fraternité qui unissait les Israélites de tous les pays, n'eussent transmis partout les connaissances qu'ils possédaient.

Telle et la marche des événemens ; c'est aussi celle que j'ai suivie pour tracer l'histoire de la médecine chez les Hébreux anciens et modernes. J'ai divisé cette dissertation en deux parties. Dans la première, après avoir recherché l'origine de l'art de guérir, j'examinerai son état chez les Hébreux formant un corps de nation. Dans la seconde, suivant ce peuple dans les pays où il a eu une influence plus ou moins marquée sur les sciences, nous le verrons étudier le grec à Alexandrie, fonder des académies sur les bords de l'Euphrate, passer sous l'empire de Arabes, et étudier la médecine avec succès ; enfin, se répandant dans l'Occident par les conquêtes des Sarrasins en Espagne, et leurs guerres en France, propager le goût des sciences, et contribuer à la fondation des écoles de Salerne et de Montpellier.

ESSAI HISTORIQUE

SUR LA

MÉDECINE DES HÉBREUX

ANCIENS ET MODERNES.

> Loi sainte, loi désirable,
> Ta richesse est préférable
> A la richesse de l'or;
> Et ta douceur est pareille,
> Au miel dont la jeune Abeille
> Compose son cher trésor.
>
> J. B. ROUSSEAU, *Odes sacrées.*

PREMIÈRE PARTIE.

Les recherches de tous les savans sur l'antiquité des nations, ont prouvé qu'aucun peuple ne possède de monumens littéraires plus anciens que la bible. Cet ouvrage précieux n'est pas moins recommandable par les beautés du style, et la sagesse des pré-

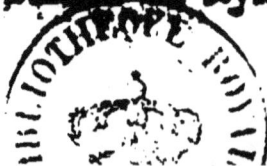

2

cepts. Comme histoire, il commence à la création du monde, et finit à l'arrivée des Hébreux aux rives du Jourdain. Il renferme en outre toutes les ordonnances civiles ou religieuses qui ont été données à ce peuple. Parmi ces ordonnances, il en est qui ayant une influence plus ou moins marquée sur la santé, tendent à prévenir les maladies propres au pays qu'il allait habiter, et décèlent dans le législateur des connaissances exactes en médecine et surtout en hygiène. Cette manière d'envisager quelques préceptes de la bible, ne blesse aucunement le respect dû aux écritures, et en y reconnaissant une utilité temporelle, on ne porte point atteinte à la sainteté de leur origine. S'il était au reste nécessaire d'invoquer des autorités pour justifier cette assertion, il suffirait sans doute de citer l'exemple d'écrivains très-distingués parmi les Rabbins et les pères de l'Église, tels que S. Chrysostôme, Tertulien, S. Augustin, Maimonide, Aben-Ezra, etc. Les prophètes fournissent aussi des documens sur l'état de la médecine dans ces temps reculés. On y trouve quelques passages d'où l'on peut inférer quels étaient les médecins d'alors, les maladies qui exigeaient leurs soins, et leur manière de les traiter. Mais avant d'entrer dans cette matière, il ne sera pas peut-être hors de propos d'accorder quelques instans à l'examen de la naissance de l'art de guérir ; et de voir à quelle époque et par quelles causes les hommes ont été obligés de chercher des remèdes.

Si pour connaître l'origine de la médecine, l'on consulte les nombreux ouvrages écrits sur l'histoire de cette science, on trouve que son invention a été attribuée chez tous les peuples, à des hommes auxquels la reconnaissance publique a élevé des autels (1). Tous les auteurs s'accordent à la regarder comme le présent d'une divinité bienfaisante, et ils étayent tous leur opinion sur des autorités sacrées ou profanes. Les premiers ont inféré de ce qu'il est dit dans la Genèse, que Dieu fit venir tous les animaux devant Adam pour qu'il leur donnât des noms, que ce premier homme avait reçu en même temps une connaissance parfaite de leurs qualités, aussi bien que de celles des autres créatures ; d'où il s'ensuit qu'il n'ignorait pas les usages qu'elles devaient avoir par rapport à la médecine. Ils s'appuient surtout sur ce passage de l'Ecclésiastique : *Honorez le médecin à cause du besoin que vous en avez, car c'est le Très-Haut qui l'a créé ; c'est de*

_____

(1) Leclerc, histoire de la médecine ; Berchusen, hist. med., etc.

Dieu que vient toute guérison (1). Les autorités qu'invoquent les derniers sont bien plus
nombreuses ; s'ils attribuent l'invention de la
médecine à Apollon , ils citent Ovide (2) et
Callimaque (3). Homère (4) dépose en faveur
de Pæon , Æschile de Prométhée , Pindare
de Chiron , etc. Les Égyptiens , d'après le
témoignage de Diodore de Sicile (5) , défè-
rent cet honneur à la déesse Isis.

En examinant d'une manière impartiale
ces différentes prétentions des auteurs , toutes
fondées sur la tradition et sur d'anciennes
autorités , on sera naturellement amené à
conclure que l'invention de la médecine ne
doit pas être attribuée exclusivement à aucune
nation , et encore moins à un seul homme (6);
puisque tous les peuples , avant même
qu'ils eussent des relations les uns avec les

---

(1) Ecclésiastique , XXXVIII. 1 , 2.

(2) *Inventum medicina meum est , opiferque per orbem
Dicor , et herbarum est subjecta potentia nobis.*
Métam. liv. I, 521.

(3) Dans son hymne sur Apollon. . . . *Ab ipso
Et medici didicere moras innectere morti.*

(4) Iliade , liv. V.

(5) Liv. I , c. 25.

(6) *Medicina non ingenii humani partus, sed tem-
poris filia.* Baglivi, *praxis medica* , lib. I , cap. 1.

autres (1), avaient des moyens de soulager leurs maux. On sera sans doute confirmé dans cette manière de voir, si l'on étudie la nature humaine, et qu'on apprécie les nombreuses causes qui rendent les maladies inséparables de l'état de vie.

Toutes les substances élémentaires que l'analyse démontre dans les corps organisés et vivans, se rencontrent aussi dans les corps inorganiques et non vivans. La matière qui les compose, jouit chez les uns et les autres des mêmes propriétés générales qui constituent l'essence des corps, et sans lesquelles nous ne pouvons concevoir leur existence. Mais la composition chimique du règne de la vie, est essentiellement caractérisée par la multiplicité de ses principes constituans, et la condensation qu'y éprouvent certaines substances simples (2), douées d'une très-grande élasticité, qui dans les corps bruts sont presque toujours à l'état gazeux, ou du moins engagées dans des combinaisons liquides. Il résulte de là, que ces substances

(1) On trouve des vestiges de la médecine chez les peuplades grossières de la Nouvelle-Hollande, de la Nouvelle-Zélande, de la Laponie, du Groënland. Cabanis, *Révol. de la méd.*

(2) Berthollet, Statique chim., tom. II, append.

font un effort continuel contre les forces
vitales qui tendent à les soustraire aux forces
physiques et chimiques ; et cette lutte per-
pétuelle rend l'état d'équilibre qui constitue
la santé, facilement altérable.

Le corps humain éprouve constamment,
d'après les lois même de la vie, et par ce
mouvement interne qui agite nos liquides et
nos solides, des pertes modifiées par l'action
des corps ambiens. Pour réparer ces pertes (1),
il doit faire éprouver à certaines substances
une série d'altérations, en vertu desquelles
elles deviennent parties intégrantes de son
organisation. Pour qu'un individu jouisse
d'une santé parfaite, il faut qu'il y ait une
juste compensation entre les pertes et les
acquisitions.

L'entretien de la vie demande en général
la présence de l'air ; cette présence est indis-
pensable pour tous les individus de l'espèce
humaine, du moment qu'ils ont vu le jour.

---

(1) La nécessité de ces réparations amenée par les
pertes journalières, reconnue par tous les médecins, a
été développée et présentée d'une manière très-métho-
dique par le savant professeur Dumas dans ses Principes de Physiologie (t. I, 2.ᵉ sect.), ouvrage recommandable sous tous les rapports, et qui réunit
l'élégance du style à la profondeur des pensées.

Mais ce corps gazeux qu'Hippocrate et les Anciens appelaient avec tant de raison *pabulum vitæ*, n'est pas le même dans les divers lieux de la terre. La nature du sol, son exposition, la manière dont il est regardé par le soleil, le voisinage des eaux vives ou croupissantes, des bois ou des montagnes, changent entièrement les qualités de l'atmosphère, en vertu desquelles elle produit des effets nuisibles ou salutaires sur les êtres qui le respirent.

Enfin, la sensibilité des organes de l'homme, les dispositions morbifiques que leur développement produit à certaines époques, font qu'il est faible et malade, tout aussi naturellement qu'il est sain et vigoureux.

Ces causes ne produisaient pas sans doute aussi fréquemment des maladies dans l'enfance du monde. Les premiers hommes sortant des mains de la nature, doués d'une constitution robuste que n'avaient point altéré les excès, accoutumés dès leur naissance aux intempéries des saisons, durent résister avec d'autant plus d'avantage à leur action; étrangers aux passions factices, ils ne connaissaient pas assurément les maladies nerveuses, que la civilisation et le luxe ont rendues si communes. Mais, obligés de conquérir par la force ou par la ruse une subsistance toujours incertaine, contraints quelquefois de la disputer aux espèces nuisibles , ils durent recevoir de bonne heure de fréquentes blessures, et s'adonner à la recherche des moyens propres à les guérir. Les guerres, en multipliant ces maux , multiplièrent les occasions d'observer , et rendirent la connaissance des secours plus nécessaire. Aussi la médecine a commencé chez tous les peuples par ces maladies simples , qui sont aujourd'hui du ressort de la chirurgie. Il était d'ailleurs bien plus aisé d'apprendre à panser une plaie, qu'à juger de l'état intérieur de nos organes par les phénomènes extérieurs , en déduire des indications thérapeutiques , et connaître les substances propres à les remplir.

Si l'état morbide est dans la nature, s'il résulte de ses lois , et même en quelque sorte de celles qui sont établies pour la conservation de la vie , les maladies doivent être aussi anciennes que l'espèce humaine. Mais l'homme souffrant , sa première détermination a été sans doute vers la connaissance d'un soulagement. Il a attribué son mal à certaines causes , et en a cherché le remède dans des substances qu'il a crues capables d'agir dans un autre sens, et de produire des effets contraires. C'est ainsi qu'il mit le premier anneau d'une chaîne d'observations, et qu'il devint bientôt médecin et chirurgien.

En partant de la nature constante des

choses, on voit donc que l'homme, soumis
à une foule de circonstances qui peuvent
troubler l'harmonie de ses fonctions, a dû
s'occuper de bonne heure des moyens d'ap-
paiser les douleurs, et de guérir les maux
dont il était si fréquemment atteint ; et que
c'est par conséquent, chez les peuples les
plus anciens, chez ceux qui les premiers
ont figuré sur le vaste théâtre du monde,
que l'on doit trouver les premières traces
de la médecine, puisque l'espèce humaine
n'a pu exister sans maladies, et que cette
fatalité a nécessairement amené à la connaissance des remèdes propres à les combattre.

Dans les premiers temps, la médecine
n'était pas une profession départie à un petit
nombre d'individus, qui en eussent fait une
étude particulière. Tout le monde était médecin, et celui qui avait fait quelque expé-
rience sur lui-même ou sur autrui, la réité-
rait dans un cas qu'il jugeait pareil à celui
qu'il avait déjà vu. Au rapport (1) d'Hérodote, les malades étaient placés à Babylone
dans des lieux publics, et restaient exposés
à la vue des passans, auxquels on demandait
pour eux des conseils et des moyens de guérison. Le premier venu, s'il reconnaissait ou

_____

(1) Livre L.

s'il croyait reconnaître dans leur état quelque analogie avec des maladies, qu'il eût déjà eu occasion d'observer, indiquait les remèdes ou les plans de traitement, d'après lesquels ces dernières avaient été guéries. Strabon (1) nous apprend la même chose des Égyptiens, chez lesquels la médecine fit des progrès rapides; il est bien digne de remarque que c'est parmi eux que parurent les premiers médecins de profession, puisqu'en l'an du monde 2315 (2), Joseph ordonna à ceux qu'il avait à son service, d'embaumer le corps de son père.

Les prêtres qui avaient, dans cette ancienne Égypte, regardée à juste titre comme le berceau de la sagesse, et l'une des premières écoles du genre humain, l'empire exclusif des lumières, étaient aussi les seuls qui cultivassent l'art de guérir. L'usage où ils étaient d'embaumer les corps, dut leur donner de bonne heure des connaissances sur l'anatomie, sur le siége des maladies et les désordres qu'elles occasionnent.

Clément d'Alexandrie (3) rapporte que le fameux Hermès avait renfermé toute la phi-

<hr/>

(1) Livre 3, p. 115.
(2) Genèse, chap. L.
(3) *Stromata*, lib. 6.

losophie des Égyptiens dans quarante-deux livres, dont les six derniers concernaient la médecine, et traitaient de la structure du corps humain en général, de quelques-unes de ses parties en particulier, des instrumens nécessaires pour les opérations chirurgicales, des maladies, et enfin des accidens propres aux femmes. Il y avait aussi des médecins payés par l'état (1), et qui n'exigeaient aucun salaire des malades.

Quelques auteurs ont fait des recherches pour savoir si les Hébreux avaient reçu les premières connaissances médicales des Égyptiens (2), ou s'ils les avaient apportées parmi eux. Sans entrer dans aucune discussion à cet égard, il suffira d'observer que ces deux peuples ayant habité long-temps le même pays, durent se communiquer leurs habitudes et leurs lumières ; et Clément d'Alexandrie (3) dit en termes formels, que Moyse était instruit de la médecine, aussi bien que des autres connaissances qui étaient en réputation dans l'Égypte.

Ce législateur prophète en a donné des preuves dans ce qu'il dit de la lèpre et des

(1) Éloy, diction. histor. de la médecine.
(2) Simeon Lindinger, de Hebraeorum veter. arte medi.
(3) Strom., lib. 1, pag. 343.

moyens de la discerner (1) ; il décrit les symptômes de cette maladie commencée, invétérée et guérie. Cunæus (2) a prétendu que sous le nom de lèpre il renfermait les dartres, la gale, les ulcères sordides, et d'autres maladies de la peau. Il paraît cependant que cette maladie est celle qui a été décrite par Celse (3), sous le nom de lèpre blanche.

Dans le Lévitique (ch. XVIII. v. 11.) et dans la Genèse (ch. VIII. v. 4.), il interdit à son peuple de manger du sang ; car, dit-il, le sang est l'âme. Un homme qui s'exprime ainsi connaissait sans doute l'importance de ce fluide vital, et le rôle principal qu'il joue dans l'économie animale.

Il est aussi fait mention dans les livres saints (Lévit. ch. XV. v. 2.), d'un écoulement purulent de l'urètre, désigné sous le nom de *fluxus seminis*; la nature contagieuse de cette affection, l'a fait considérer comme une vraie blennorrhagie. Quelques auteurs ont même avancé qu'elle était siphilitique, et se sont appuyés là dessus pour prouver

(1) Lévit. chap. XIII.

(2) *De repub. Hebræorum*, lib. 2, cap. 24.

(3) *Cels.*, lib. 5, cap. 28.

l'ancienneté de cette maladie; mais on ne partagera pas cette opinion, si l'on considère que l'écoulement est le seul symptôme de siphilis dont il est parlé, et que cette gonorrhée guérissait en peu de jours et par le seul usage des bains.

Moyse, remplissant en cela les devoirs d'un bon législateur, s'est plus occupé de prévenir les maladies que de les guérir. Les préceptes qu'il donne à ce sujet, considérés sous leur rapport hygiététique, prouvent une connaissance très-étendue des désordres que peuvent introduire dans l'économie vivante, les corps avec lesquels elle a des rapports immédiats. Il fallait bien qu'il eût apprécié l'influence du climat chaud de la Palestine, puisque tous ces préceptes tendent à en neutraliser les mauvais effets.

La chaleur modérée est peut-être le stimulant le plus actif que nous connaissions; elle augmente la transpiration, qui humectant d'une manière continue le tissu dermoïde, favorise l'action de ses papilles nerveuses, et les rend capables de sentir les plus légères impressions des corps extérieurs. Mais par l'action continuelle de cet agent appliqué à la surface du corps, la peau acquiert bientôt un relâchement très-considérable; sa faiblesse la rend l'aboutissant de tous les mouvemens fluxionnaires, et le siége

d'un grand nombre de maladies (1). La
transpiration abondante qui s'en échappe,
entraîne avec elle des matières excrémenti-
tielles, qui dans les climats froids passent
par les urines. Ces matières concrétées à la
surface de cet organe obstruent ses pores,
et sont une cause fréquente des affections
cutanées communes dans les pays méridio-
naux, et auxquelles les Hébreux étaient
très-sujets. C'est sans doute pour remédier
à cet inconvénient et détruire la cause occa-
sionelle de ces maladies, que Moyse avait
rendu l'usage des bains si familier. Aidés
de la tonsure et du séquestre, ils étaient
les seuls moyens qu'il employait contre la
lèpre. Outre les nombreuses purifications
qui se faisaient de la même manière, les
Hébreux se baignaient toujours après des exer-
cices forcés (2).

La loi imposée aux femmes pendant la
durée des menstrues, était très-sage et même
nécessaire dans le climat de la Palestine;
car la chaleur, cause bien avérée d'hémor-

_____

(1) *Si quæ ante morbum pars laboraverit, ibi morbi
sedes.* Hipp. Aphor. sect. 4, 33.

(2) Les soldats se baignaient après le combat, et
les voyageurs prenaient toujours un bain de pied en
arrivant.

rigie, fait que les femmes des contrées méridionales perdent, par les règles, deux fois
plus de sang que celles des pays septentrio-
naux. Ce sang charrie souvent, même chez
les femmes les plus saines en apparence,
des humeurs âcres qui, appliquées sur les
parties génitales de l'homme, produisent
des écoulemens et des ulcères, différens de
ceux qui sont produits par le virus siphilitique, mais qui ne sont ni moins dangereux,
ni moins difficiles à guérir (1).

La politique, dans le dessein de favoriser
la population, contribua aussi à l'établissement de cette loi, qui interdisant toute
fréquentation entre le mari et la femme pendant la durée des règles et quelques jours
après, rendait cette séparation périodique
et assez fréquente. Les Hébreux portés au
plaisir de l'amour, et obligés par la loi
(Exode, chap. XXI. v. 9. 10) de rendre
à leurs épouses les devoirs nuptiaux, trouvaient dans ce temps de privation le meilleur remède contre les excès auxquels ils
pouvaient s'abandonner : de là, naissait aussi
pour les femmes un moment très-favorable
à la conception. L'habitude qui perfectionne
le jugement émousse le sentiment; les stimulans

_____

(1) Bucshan, tom. I, page. 10.

les plus actifs et les mieux appropriés à la
manière de sentir de nos organes, finissent
par ne produire que des effets presque nuls,
si leur application est trop souvent répétée ;
ils épuisent pour ainsi dire la sensibilité.
Mais si leur action est suspendue pendant
un temps proportionné à leur abus, les
choses reviennent à leur état primitif, et
la nature reprend ses mœurs altérées et chan-
gées par l'habitude. Il me parait, d'après ces
considérations, que cette pratique qui, au
premier coup-d'œil, ne semble être qu'une
mesure de propreté, doit avoir eu beaucoup d'influence sur la population. Les causes
les plus légères en apparence, sont quelquefois celles qui donnent les résultats les
plus importans. Personne n'ignore que les
femmes qui abusent des plaisirs vénériens,
cessent de bonne heure de faire des enfans,
et l'histoire des Juifs prouve que constamment et partout où ce peuple a joui de quelques années de repos, il s'est multiplié d'une
manière très-rapide.

L'usage des bains rendu si fréquent par
les pratiques religieuses, a valu aux Hébreux
un reproche qui n'est fondé sur aucune
preuve, mais qui est trop répandu pour
qu'on dédaigne de le réfuter. Des soins
qu'avait pris le législateur pour entretenir la
propreté, on en a conclu que ce peuple était

très-sale ; en suivant cette manière de raison-
ner , nous devons dire que les Spartiates
étaient corrompus et efféminés , puisque
les lois de Lycurgue tendaient à produire
des hommes vertueux et robustes.

La transpiration augmentée diminue les
autres évacuations et même les sécrétions.
De la diminution de la salive et des sucs
intestinaux naît une sensation continuelle de
soif, qui fit tant de fois murmurer les Israélites dans le désert. Les excrétions alvines
se durcissent , et ne sont rendues qu'à de
longs intervalles. C'est sans doute afin que
les alimens ne vinssent encore augmenter
cette cause des hémorroïdes et des fistules
à l'anus, que Moyse avait interdit à son
peuple le lièvre et le lapin , dont la viande
dessèche et constipe (1) L'écoulement purulent de l'urètre , les catarrhes de la vessie ,
les néphréties dont il est souvent fait mention
dans les livres saints (2), dépendaient des
mêmes causes. Les urines étant peu abon-
dantes, leurs sels acquéraient une telle con-
centration , que les voies uropoëtiques conti-

---

(1) *Leporina caro sicca est, et alvum moratur.*
Hipp., *de sanor. vict. rat.*

(2) Liv. I des Rois , chap. V. 6, 9., Ps. LXXVII,
66 ; ps. XXVII. 8.

nuellement irritées devaient être singuliè-
rement disposées à ces affections.

Parmi les sécrétions diminuées on ne doit
pas ranger la bile qui au contraire abonde
dans les pays chauds, a même quelque
chose d'acrimonieux, et décide le tempérament bilieux qui est propre aux habitans
des contrées méridionales. Ce tempérament
était celui des Hébreux. Outre les induc-
tions tirées du climat, cela est prouvé par
les portraits les plus anciens de cette nation
(1), par divers passages de la bible, et par
la nature des maladies auxquelles ils étaient
le plus sujets; qui telles que la gale, les
dartres, ont leurs causes dans les exaltations
des propriétés d'une bile que la chaleur
rend ardente et diffusible, et dans l'influence du système hépatique sur le système
dermoïde.

Cette connaissance rend raison de la défense
que fait Moyse à son peuple de manger du
cochon (2); une viande grasse, venteuse
et difficile à digérer aurait rendu ses maladies
encore plus fréquentes. C'est sans doute au
même motif, que nous devons rapporter
l'interdiction du sang et des poissons sans

(1) Joseph, antiq. judaïques.
(2) Lév. chap. XI. v. 2.

écailles (1) ; ce liquide animal est de tous
les alimens celui qui a le plus de tendance
à la putréfaction. On pourrait presque ranger
dans la même catégorie les poissons sans
écailles, dont la plupart vivent dans des eaux
stagnantes et bourbeuses.

Parmi les ordonnances de Moyse relatives
à la santé, on doit distinguer la circoncision. Si les descendans d'Abraham n'ont pas
été les premiers à donner l'exemple de cette
pratique, ils y ont du moins attaché la
plus grande importance en la regardant comme le sceau de leur alliance avec la divinité.
Outre la cérémonie religieuse, deux avantages, l'un relatif à la politique, et l'autre
à l'hygiène, peuvent en rendre raison.

La sensibilité exquise des organes dans les
pays chauds, fait rechercher les jouissances
physiques avec une espèce de fureur. Les
Hébreux étaient souverainement émus par
tout ce qui avait rapport à l'union des sexes,
et leurs désirs étaient si violens, qu'ils ont
été quelquefois la cause des plus grands
crimes. Tout le monde connaît l'histoire
d'Urie, exposé dans la mêlée d'une bataille,
par les ordres de David amoureux de sa
femme. Ezéchiel, ch. XXII. v. 11, Mala-

---

(1) Deutéron. chap. XIV. v. 9.

cbias, ch. II. v. 14, leur reprochent d'avoir violé les engagemens sacrés du mariage. *Equi amatores facti sunt. Unusquisque ad uxorem proximi hinniebat*, leur dit Jérémie, chap. V. v. 8. Il était du devoir d'un sage législateur, d'opposer la force des lois à cette aveugle passion qui entraînait de si grands désordres. On pensa avec raison que le retranchement du prépuce émousserait la sensibilité de la peau délicate qu'il recouvre, par l'épaississement et la dureté que celle-ci devait acquérir, et qu'on parviendrait par là à affaiblir ces passions honteuses.

La même circonstance du climat qui, agissant sur la peau, augmente la transpiration, affaiblit cet organe, et devient une cause féconde de maladies cutanées, portant son action sur les glandes sébacées qui fournissent l'humeur qui lubrifie la membrane interne du prépuce, doit augmenter la quantité de cette humeur et lui faire acquérir une fétidité capable de produire des maladies désagréables, et même dangereuses par leurs suites (1). Les Otaïtiens, dit le capitaine Cook, pratiquent la circoncision sans autre motif que celui de la propreté. C'est dans la même

_____

(1) C'est ce qu'on désigne dans les traités de maladies vénériennes sous le nom de gonorrhée fausse.

vue que les insulaires de la mer du sud se fendent le prépuce (1).

Les prêtres juifs paraissent avoir été dans l'origine les premiers médecins de la nation. Moyse prescrit de s'adresser à eux pour la guérison de la lèpre : ils décidaient du sort des hommes et des maisons atteints de cette maladie. Ce fut sans doute afin d'augmenter leur influence sur le peuple, et de le rendre plus soumis aux ministres de la religion, que ce législateur voulut que ceux qui par la nature de leurs fonctions étaient en quelque sorte intermédiaires entre lui et la divinité, fussent aussi capables de soulager les maux physiques. L'exercice de la médecine ne leur appartenait cependant d'une manière exclusive, que pour le traitement de cette maladie grave qu'on regardait comme une plaie de la main de Dieu (2). Ils le partageaient autrement avec les principaux de la nation, et les Rois eux-mêmes ne dédaignèrent pas de s'en occuper.

---

(1) Tourtelle, hyg., tom. I. pag. 198.

(2) Nous l'avons vu frappé de Dieu, dit Isaïe, chap. LIII. v. 4. Lorsque Naaman vint à Samarie avec des lettres du Roi de Damas pour qu'on le guérît de la lèpre, le Roi d'Israël déchira ses vêtemens, et dit : suis-je un Dieu, moi, pour donner la vie et la mort ?

Il paraît d'après Isaïe, (chap. III. v. 6), que les Princes devaient être instruits des secrets de l'art de guérir. « En ce temps là, dit-il, l'homme prendra son frère et lui dira : vous avez un habit ; soyez notre Prince et guérissez - nous de notre chute. Et il répondra, en disant : je ne suis point médecin, ne m'établissez point Prince du peuple. » Osée, ch. V. v. 13, Zacharie, chap. XI. v. 16, et Jérémie, chap, VI. v. 14, étayent encore cette opinion. La manière dont ils s'expriment, prouve que l'ignorance de la médecine était presque une exclusion de la royauté.

Un pareil motif ne dut pas sans doute faire rejeter ce monarque fameux si connu sous le nom de sage. Au rapport de Flavius Joseph, Dieu avait rempli le Prince Salomon d'une sagesse, d'une intelligence si extra-ordinaires, qu'il surpassait de beaucoup les plus capables des Égyptiens. L'Écriture Sainte nous apprend que Salomon connaissait toutes les plantes, depuis le cèdre du Liban, jusqu'à l'hysope qui croît sur la muraille, et qu'il avait écrit touchant les reptiles, les poissons, les oiseaux et tous les autres animaux. Salomon lui-même assure au chap. V de la Sapience, qu'il était instruit de la différence des plantes et de la propriété des racines. Il avait aussi composé un ouvrage intitulé, livre des guérisons, et qui n'est pas parvenu jusqu'à nous; ce livre, selon le sentiment commun, était exposé dans un lieu public où le peuple allait le consulter; cependant quelques Rabbins ont prétendu, et ils ont été suivis par Suidas, qu'il avait été gravé dans le vestibule du Temple.

Il y avait parmi les Hébreux, dès la sortie d'Égypte, des gens dont la profession était de traiter les maladies, et qui exigeaient un salaire pour leurs soins. « Quand deux hommes, dit le législateur, prendront querelle, si l'un d'eux est blessé au point de garder le lit. . . . . . , celui qui aura frappé lui payera la perte de son travail, et ce qu'il aura dépensé pour se faire guérir. » Un passage de Jérémie prouve que cette profession était très-commune de son temps : « n'y a-t-il point de résine à Galaad, ou manquez-vous de médecins, et pourquoi la blessure de ma fille n'est-elle pas fermée ? » (Chap. VIII. vers. 22.) Sous le règne de Salomon, qui forme l'époque la plus brillante de la nation juive, parurent des hommes qui, s'ils étaient inférieurs à ce grand Roi, ne sont pas du moins indignes d'être nommés après lui : tels furent, entr'autres, les quatre frères Athan, Héman, Chalcol et Dorda fils de Machéol. (V. le liv. I.er des Rois, et Flavius Joseph.)

Le principal emploi de ces médecins était

sans doute de traiter les plaies et les ulcères, de réduire les luxations ou les fractures, de soigner, en un mot, les maladies que nous désignons sous le nom de chirurgicales ; mais ils n'étaient pas absolument étrangers au traitement des maladies internes. Asa, attaqué de la goutte aux pieds, s'adresse aux médecins (1). Salomon conseillait de vomir, lorsque l'estomac était surchargé par un amas de saburres, ou par un repas trop copieux (2). Il parle aussi des incommodités qui sont la suite de l'incontinence et de l'abus des plaisirs ; il dit que cette maladie ronge et consume les os et la chair (3). Saül étant tombé dans une noire mélancolie qui lui revenait d'une manière périodique, était dans un état si violent pendant les accès, qu'il paraissait possédé (4). On employa contre cette maladie un remède dont l'efficacité est attestée par plusieurs observateurs, et David le guérit en le ravissant par les sons harmonieux de sa harpe.

Les maladies externes étant plus fréquentes, leurs connaissances, à cet égard, étaient

(1) Liv. III des Rois, chap. XV.
(2) Prov., chap. XXIII, vers. 2.
(3) Ibid, Chap. V, vers 2.
(4) Liv. Ier des Rois, chap. XVII, vers. 3.

plus avancées. Les topiques qu'ils employaient dans le pansement des plaies, étaient principalement la résine de Galaad et l'huile (1).

La manière de réduire les fractures et de les contenir, est décrite avec quelques détails par Ezéchiel. (chap. XXX. v. 21.) « Fils de l'homme, dit-il, j'ai brisé le bras de Pharaon, Roi d'Égypte; et il n'a point été pansé pour pouvoir être guéri. Il n'a point été lié de linges, ni enveloppé de bandelettes pour s'affermir; il ne pourra plus manier l'épée. »

Ces connaissances médicales, examinées d'une manière superficielle, paraîtront peu avancées, surtout si on les compare à l'état actuel des sciences; mais est-ce ainsi qu'on doit les juger, si l'on veut les apprécier à leur juste valeur? Transportons-nous à l'époque reculée de la sortie d'Égypte et de l'établissement des Hébreux dans la Palestine, et nous nous en formerons une idée bien plus avantageuse. Le résultat de cette considération serait qu'elles étaient supérieures, ou au moins égales à celles de tous les peuples alors existans, et même de ceux dont l'origine est bien moins ancienne. L'exemple d'Asa prouve

(1) Jér. lac. cit. ch. XLVI. a., ch. LI. 8 et 9; Isaïe, ch. I. 6.

que l'art de guérir n'était pas réduit, d'une
manière absolue, au traitemens des maladies
externes; et cependant ce reproche pourrait
être adressé, avec juste raison, aux Grecs
du temps du siége de Troie, bien posté-
rieur à Moyse; car Machaon et Podalyre
qui traitaient les plaies, ne furent pas seulement consultés, lorsque la peste exerçait ses
ravages dans le camp (1).

SECONDE PARTIE.

(a) Après la prise de Jérusalem, Nabuchodonosor fit emmener les principaux habitans à Babylone; il en dispersa un grand
nombre dans tout l'Orient, et ne laissa dans
la Judée que la lie du peuple, à laquelle

---

(1) Homère, Iliade.

(a) Afin de diminuer le nombre des notes, j'ai
supprimé presque toutes celles qui, n'étant relatives
qu'à des détails historiques, n'intéressent la médecine
que d'une manière indirecte. Les principales sources
où je les ai puisés sont la Bible et les Prophètes, les
antiquités judaïques de Flavius Joseph, l'histoire des
Juifs et des peuples voisins par Prideaux, l'histoire
des Juifs et de leur religion par Basnage, la grande
bibliothèque rabbinique de Bartoloccius, la bibliothèque hébraïque de Wolfius, et la bibliothèque orientale
de d'Herbelot.

il établit pour gouverneur un nommé Godo-
lias , homme de bien et d'origine noble.
Nabusardan , général de son armée , con-
formément à ses ordres , avait brûlé le temple,
après avoir pillé les vases sacrés et les trésors
immenses qu'y avait accumulés la piété du
peuple ; il ruina la ville de fond en comble,
et réduisit en cendres le palais royal. Les
malheureux qui avaient resté dans la Palestine, chargés d'impôts, et ne pouvant sup-
porter la vue des décombres qui avaient
remplacé les monumens de leur grandeur
passée, se réfugièrent en Égypte , et laissèrent leur patrie presque sans habitans.

Cet état durait depuis soixante et dix ans,
lorsque Cyrus parut et changea la face de
l'Orient. Ce conquérant que Dieu avait désigné par son nom et promis à son peuple
comme un vengeur, renversa l'empire des
Babyloniens , et sur ses ruines éleva celui
des Perses et des Mèdes. Il permit aux Juifs
de retourner dans la Palestine , et de rebâtir
le temple de Dieu. Les peuples voisins et
surtout les Samaritains , jaloux de la prospérité qui leur était promise, sous la protection de ce puissant monarque, mirent
tous les obstacles possibles à l'exécution de
ce dessein. Après la mort de Cyrus , ils
obtinrent de Cambyse son fils la suspension
des travaux , qui furent cependant repris et

terminés sous Darius. Mais depuis leur réta-
blissement jusqu'à leur entière dispersion
sous Adrien, les Hébreux réunis en un corps
de nation, ne présentent rien d'intéressant
pour l'objet de mes recherches. La partie
de ce peuple qui était retournée dans la
Palestine ne forma un état indépendant, que
sous l'administration courte mais glorieuse des
Machabées. Obligés de soutenir contre les
peuples voisins une lutte inégale ; tributaires
des Rois de Perse, d'Asie ou d'Égypte ;
passant ensuite sous la domination des Romains ; toujours déchirés par des factions
intestines, pouvaient-ils songer aux sciences ?

Lorsque Alexandre-le-Grand passa en
Égypte, il y trouva beaucoup de Juifs qui
s'étaient répandus dans ce pays, pendant la
durée de la première captivité, et dont la
majeure partie ayant des établissemens, n'a-
vaient pas voulu retourner dans la Palestine,
lors de l'édification du second temple. La
faveur que leur accorda le Roi des Grecs
pour peupler Alexandrie, en leur donnant
les mêmes privilèges qu'aux Macédoniens,
en attira un très-grand nombre. Après la
mort d'Alexandre, ses généraux partagèrent
son empire, et Ptolomée Lagus, devenu
Roi d'Égypte, s'étant emparé de Jérusalem
par surprise, envoya une partie des habitans dans ses états. Ayant fait, dix ans après,

un second voyage dans la Judée, il employa un moyen tout opposé pour en engager un plus grand nombre à aller peupler son royaume. Il fit valoir la confiance qu'il avait témoignée aux premiers, en leur donnant la garde de ses places; et ceux qui étaient déjà établis, se louant de la douceur du gouvernement, attirèrent leurs frères ébranlés par les promesses de Ptolomée. Philadelphe leur fut encore plus favorable. Il acheta la liberté d six-vingt mille qui étaient captifs dans son royaume, et les laissa maîtres de s'établir où ils jugeraient à propos. Ce dernier fait peut donner une idée de la quantité qu'il y en avait alors en Égypte; on en comptait plus de cent mille à Alexandrie.

Cette ville était la patrie des sciences; la magnificence des Ptolomées attirait les savans de tous les pays, qui tous étaient accueillis; philosophes, astronomes, poètes, médecins, ressentirent également l'influence de leur amc pour les lettres. L'histoire de ses bibliothèques amassées à grands frais, et qui devaient avoir une fin si affligeante pour les savans, est connue de tout le monde. César assiégé dans un quartier d'Alexandrie, voisin du Bruchion, fait mettre le feu à la flotte, et l'incendie se communique aux bâtimens qui renfermaient le dépôt des connaissances humaines. Ce fut un guerrier du premier

ordre, qui occupait à Rome le second rang
parmi les orateurs, qui porta un pareil coup
aux lettres. Mais cette perte fut bientôt
réparée, et quelque considérable qu'elle fut,
ce n'est point de l'incendie de la première
bibliothèque que datent nos regrets.

On mit la plus grande activité à rassembler les manuscrits les plus précieux, pour
les joindre à ceux qui avaient échappé aux
flammes. La Reine Cléopâtre cherchant à
surpasser la magnificence de ses prédéces-
seurs, y fut aidée par une circonstance des
plus favorables. Le troisième des Attales,
Rois de Pergame, étant mort sans successeurs, institua le peuple Romain pour son
héritier. Ces Rois avaient été les émules des
Ptolomées (1) ; ils avaient formé aussi une

---

(1) Le roi Eumène fonda la fameuse bibliothèque
de Pergame destinée à l'usage public. L'ardeur de
rassembler les meilleurs ouvrages fit naître une ex-
trême jalousie entre les savans de cette ville et ceux
d'Alexandrie. Elle fut poussée si loin à Pergame,
qu'on y forgea des livres sous les faux noms d'anciens
écrivains. (Galen. in Hipp., de naturâ hominis, lib. 4.)
Ptolomée, guidé par le même motif, défendit l'expor-
tation du papyrus. (Ibid. lib. 13.) L'industrie des
Pergaméniens se tourna d'un autre côté, et ils perfec-
tionnèrent l'art de préparer les peaux de mouton.
L'usage du parchemin devint alors si commun, qu'on
leur en a attribué l'invention. (Winckelmann, tom.

grande bibliothèque composée., dit-on., de
deux cent mille volumes , et qui rivalisait
avec celle d'Alexandrie. Cette bibliothèque
étant au pouvoir des Romains, Marc-Antoine
en disposa en faveur de Cléopâtre, et elle
servit par-là à enrichir celle dont elle avait
été quelque temps la digne rivale ; mais la
fin de l'une et de l'autre fut aussi malheu-
reuse que l'avait été la première.

En 640, le général Amrou s'étant emparé
d'Alexandrie , conserva tout ce que cette
ville immense renfermait , qui lui parut
digne de ses soins. La grande bibliothèque
n'était pas alors susceptible d'exciter la cupi-
dité des Arabes, et sa perte fut résolue. Un
homme de lettres , nommé Jean le Grammairien, usa pour la sauver d'une feinte assez
hardie ; il avait des liaisons avec Amrou,
et lui demanda ces livres dont il faisait peu
de cas. Ce général n'ayant point voulu prendre cela sur son compte, écrivit au Khalife,

___

III., pag. 115.) Mais cette découverte est beaucoup
plus ancienne, puisque Isaïe , chap. VIII, Jérémie,
chap. XXXVI., Ézéchiel, chap. II , III , parlent des
rouleaux écrits , plusieurs siècles avant Eumène.
Diodore de Sicile , liv. 2, rapporte que les Perses
écrivaient autrefois leurs registres sur des peaux de
moutons, et Hérodote , liv. 5, ch. LVIII , dit la
même chose des Indiens.

et Omar ayant fait la réponse négative si connue, les livres furent distribués aux bains publics, et servirent à les chauffer pendant six mois (1).

L'histoire de ces bibliothèques et le grand nombre de volumes qui les composaient, doivent nous donner une idée fort avantageuse de l'état des sciences à Alexandrie, et de l'ardeur avec laquelle elles étaient cultivées, sous des monarques qui les protégeaient d'une manière si spéciale, et qui firent pour elles de si beaux établissemens. La médecine dont l'étude remonte, chez les Égyptiens, à la plus haute antiquité, reçut une nouvelle impulsion sous la domination des Ptolomées. Elle fit d'autant plus de progrès, que les médecins purent pro-

***

(1) J'ai suivi au sujet de l'incendie de la grande bibliothèque, l'opinion la plus généralement reçue quoiqu'elle ne soit pas peut-être la plus vraie. Ceux qui voudront avoir des connaissances plus étendues sur cet événement historique, et les discussions polémiques qu'il a fait naitre, peuvent consulter l'abbé Marigny, hist. des Arabes sous le gouvern. des Khalifes, tom. I.; Lassus, disc. sur les découv. faites en anatomie; de Sainte-Croix, dans ses recherches sur les bibliothèques d'Alexandrie; Langlès, mémoire lu à l'Institut en l'an 8; Prunelle, de l'influence exercée par la médecine sur la renaissance des lettres, etc. etc.

fiter des travaux de leurs devanciers, et
leurs connaissances éclairées par l'anatomie
furent plus exactes. L'usage d'embaumer les
corps avait donné quelques notions sur la
structure et la position des organes ; et grâces
à Hérophile et Erasistrate, dont les noms
feront à jamais époque dans l'histoire de cette
science, sur laquelle repose l'édifice entier
de la médecine, ces notions vagues furent
converties en des connaissances réelles. Ils
disséquèrent un grand nombre de cadavres
humains, et firent beaucoup de découvertes,
que des anatomistes modernes se sont attri-
buées à la renaissance des lettres.

Celse et Tertulien ont accusé ces deux
hommes célèbres, d'avoir disséqué des criminels vivans condamnés à mort. Il paraît
même que cette accusation est fondée, puisque les dogmatistes se sont déclarés les apolo-
gistes de cette conduite. Mais l'utilité même
des recherches pourra-t-elle jamais excuser
un tel degré d'inhumanité ? Les maladies
attaquent, disaient-ils, les parties intérieures;
comment remédier à leurs dérangemens, si
l'on n'a pas une connaissance exacte de leur
structure : il est donc nécessaire d'ouvrir
des cadavres humains, et l'on ne peut,
ajoutaient-ils, que louer Hérophile et Érasis-
trate d'avoir eu le courage de disséquer des
criminels vivans. Il n'y a point de cruauté

à chercher, dans le supplice d'un petit nombre de scélérats, des connaissances qui peuvent servir dans tous les âges à la conservation d'une infinité d'innocens (1).

Des circonstances aussi favorables, et la facilité qu'ils avaient d'étudier également les diverses branches de l'art de guérir, donnèrent la plus grande vogue aux médecins de cette ville ; aussi comme le remarque Marcellinus (2), il suffisait d'y avoir étudié pour obtenir la vogue dans la pratique. Barchusen, pour donner une idée juste de la réputation de ses écoles, la compare à celle que se sont acquise depuis long-temps celle de Padoue et de Montpellier (3).

Les Juifs, comme je l'ai remarqué au commencement de cette partie, jouissaient des mêmes privilèges que les autres citoyens et étaient très-nombreux à Alexandrie. A peine furent-ils établis dans cette ville, qu'ils s'adonnèrent à l'étude des sciences et des lettres, et composèrent sous Philadelphe,

_____

(1) Celsus, profes. Lassus, Essai hist. et crit. sur les découv. faites en anatomie. On conservait aussi à Alexandrie des squelettes humains pour l'instruction des élèves.

(2) Lib. 22, cité par Barchusen, p. 8.

(3) Theoria medicinæ, ibid.

et par son ordre, la version grecque de la Bible connue sous le nom de version des Septante. Ce souverain en choisit un certain nombre parmi ceux de ses états, et leur en adjoignit quelques-uns qu'il fit venir de la Judée, comme étant plus versés dans les Écritures Saintes. On peut voir dans Flavius Joseph, avec quelle magnificence il traita ceux qu'il avait appelés de la Palestine, et les dépenses que lui occasionna cette traduction, qu'il regardait comme un des plus précieux ornemens de sa bibliothèque. Dans ce temps, et sous le règne de ses successeurs, fleurirent un grand nombre de savans hébreux, tels que Philon, Eupolème, Ezéchiel le poète tragique, Aristobule le péripatéticien, Justin de Tibérias, etc. (1). Adonnés à l'étude des sciences, ils n'avaient pas négligé celle de la médecine; mais les guerres qui nous ont privé des trésors littéraires d'Alexandrie, nous ont à peine laissé le souvenir de leurs travaux.

Pendant que la partie d'Israël établie en Égypte, profitant des priviléges dont elle jouissait sous les Ptolemées, s'instruisait dans

---

(1) Clément d'Alex., stromata, l. 1, p. 344. Eusèbe, praeparatio evangelica, lib. 6, cap. XIV, lib. 8, cap. X. Photius, bibliotheca, codex XXXIII.

les langues et les connaissances étrangères ;
ceux qui avaient été transférés à diverses
reprises sur les bords de l'Euphrate, tiraient
un parti tout aussi avantageux du domicile
et de la tranquillité qu'on leur avait accordés.
Un grand nombre de familles ayant refusé
de suivre Esdras, avaient conservé leurs
établissemens à Sora, Nahardéa et dans d'autres villes ; au rapport de Philon, ils étaient
maîtres de Babylone et de plusieurs provinces. Pendant la durée du second temple,
ils venaient de là adorer à Jérusalem qui était
le centre de la religion, et où l'on apprenait
la loi écrite et les traditions qui constituent
la loi orale. Mais après la ruine de cette ville
et du temple par Titus, ce lieu de réunion
n'existait plus ; la succession des sacrifica-
teurs étant anéantie, personne n'était chargé
du dépôt des dogmes religieux, qui auraient
été bientôt perdus, si, pour prévenir ce
malheur, on n'eût élevé, à l'imitation des
anciennes écoles des prêtres, des académies
pour l'instruction de la jeunesse.

On place la première de ces institutions
à Japhné, qui fut depuis appelé Jnelia. (1) ;
il y en avait dans le même temps une à
Lydde qui est la Diospolis de St.-Jérôme (2) ;

(1) Benjamin Tudel, Itiner.
(2) Basnage, hist. des Juifs, liv. VI, p. 96.

mais la plus considérable de la Judée fut celle
de Tibérias , où enseignèrent les plus grands
maîtres , tels que Juda le Saint , Chanina ,
Jonathan , les Massoréthes qui ont ponctué
la Bible et plusieurs autres. Ces académies
ne subsistèrent pas long-temps , et ce qu'il
y a peut-être de plus remarquable dans leur
histoire , c'est qu'elles servirent de modèles
à celles qu'on établit à Sora , à Nahardéa ,
Pumbédita , etc. Ces dernières fondées dans
le 2.e siècle , et après la ruine de Bither et
l'entière dispersion des Juifs sous Adrien ,
se maintinrent dans tout leur éclat jusque vers
l'an 1039. La religion était sans doute le
point essentiel de l'instruction ; si l'on a
égard cependant aux connaissances médicales
consignées dans le Thalmud de Babylone ,
et que l'on considère que les principaux colla-
borateurs de cette vaste compilation étaient
chefs des académies , on conviendra sans
doute qu'on y donnait aussi des leçons de l'art
de guérir. Cette opinion a été adoptée par
plusieurs historiens de la médecine (1) ; et
il est bien digne de remarque , qu'au com-

_____

(1) Eloy , dict. hist. ; Freind , hist. de la méd. ; et
Noguès son trad. , idée générale de l'ouvrage ; Clifton ,
état de la méd. ancienne et mod. ; Cabanis , révol. de
la méd. ; Haller , biblioth. méd. pract. , lib. 2.

... du 11.e siècle, lorsqu'on ... furent fermées et les savans qui les composaient chassés de l'Orient, le nombre des médecins juifs augmenta d'une manière considérable dans l'Occident, et comme on le verra dans le courant de cette dissertation, ce fut là l'époque la plus glorieuse de l'histoire littéraire des Hébreux.

On pourra apprécier jusqu'à un certain point les idées des Thalmudistes sur la médecine, par ce qu'en dit Haller (1). Les exemples qu'il rapporte, quoique peu nombreux et pris au hasard, prouvent qu'ils avaient des connaissances sur les différentes parties de l'art de guérir. Ils n'étaient pas étrangers à l'anatomie, puisqu'ils avaient attribué la claudication des membres postérieurs, chez un agneau, à un cal qui s'était formé autour de la moelle épinière. Ils avaient reconnu

---

(1) Loco citato. Dudum aliqua apud Judæos medicina fuerat. In Thalmude quæ traditiones doctorum ejus gentis virorum continentur, multa simul quæ et peritiam produnt et suggestionem. Les exemples cités par Haller, et auxquels je me suis borné, sont extraits de Ginsburger, medicina ... Thalmudica. Je n'ai pu me procurer cet ouvrage, qui m'eût été d'un grand secours; le peu de temps qui me reste ne me permettait pas de compiler l'immense ... du Thalmud.

que les mouvemens fébriles étaient des efforts de la nature, qui tendaient à expulser les matières morbifiques et à rétablir la santé. Ils avaient dit que le meilleur remède contre les remèdes était le vomissement, qu'un changement subit de nourriture était nuisible, quand un sommeil serait au mieux, que le lait pris immédiatement des mamelles était meilleur, qu'on devait prendre plus d'alimens que de boissons avant quarante ans, et plus de boissons que d'alimens après cet âge; ils avaient, enfin, rejeté les remèdes infidèles, et qui trompent l'espérance de ceux qui les emploient.

Tel était l'état des Juifs dans l'Orient, lorsque les Arabes s'élevèrent et changèrent entièrement la face de cette partie du monde. Enfans de Mahomet, à peine ont-ils embrassé cette nouvelle religion, que la fureur du prosélytisme s'empare d'eux : des jouissances éternelles sont assurées par le prophète à ceux qui montrent les armes à la main pour la propagation de la foi; et dès lors, rien ne peut résister à ce peuple fanatique et guerrier, qui ne voit dans les pays qui l'entourent, que des conquêtes offertes à son courage, et dans leurs habitans des sectateurs promis à son Dieu. Ennemis acharnés, vainqueurs impitoyables, ils ne laissent aux nations vaincues, que le choix entre l'Alcoran et la mort.

Les sciences et les lettres suivant l'affaiblissement de l'empire, éprouvaient une décadence lente et graduelle en Orient (1); et les Arabes Mahométans, dispersant les savans, renversant les écoles, incendiant les bibliothèques, semblaient devoir en achever la ruine. Les efforts du génie et l'activité des hommes étaient peut-être perdus sans ressource, si les successeurs du farouche Omar eussent suivi son exemple. Mais ces Khalifes, croyant peut-être qu'il n'y avait plus rien à faire pour assurer le triomphe de l'Alcoran et l'oubli des connaissances, ou trop ignorans pour fixer sur elles leur attention, ne s'en occupèrent pas le moins du monde. S'ils furent bien éloignés de les protéger, du moins ils ne les proscrivirent pas. La faveur des Souverains augmente le nombre des savans : c'est bien souvent elle seule qui décide leur vocation; mais la tolérance suffit à ceux qui, ayant déjà cultivé les sciences, ne demandent que de n'être pas inquiétés dans leurs travaux, pour s'abandonner entièrement à leur penchant.

Dans ces temps où l'instruction publique n'était pas à beaucoup près l'objet des solli-

_____

(1) Prunelle, de l'influence exercée par la médecine, etc., cav. cit.

citudes des Khalifes, les Arabes restèrent
étrangers aux lettres. Lorsqu'ils entreprirent
la conquête de la Perse, les Juifs y étaient
persécutés, leurs académies avaient été fermées, et leurs synagogues données aux
Mages. Mécontens d'un pareil sort, espérant
un avenir plus heureux dans un changement
de maître, animés surtout par le désir de
venger leurs frères morts victimes de la ty-
rannie d'Isdigerde, on croit qu'ils favori-
sèrent l'invasion des ennemis. Il est du moins
constant qu'ils eurent à se louer des Arabes,
qui ne leur firent aucune violence, et leur
laissèrent la liberté de professer leur religion.

Toute la nation jouit d'une pleine et entière tranquillité sous les successeurs d'Omar ;
et Moavias I.er, le chef des Ommiades,
ajouta encore à cette faveur, en leur per-
mettant de rouvrir leurs académies fermées
par les Perses. Le nombre des savans avait
tellement diminué durant cette révolution
et par les persécutions d'Isdigerde, qu'à
peine en trouva-t-on un nombre suffisant
pour occuper les chaires. Mais le goût de
l'étude n'était pas entièrement perdu, il ne
tarda pas à se ranimer, et la médecine re-
prit bientôt son ancien éclat (1). Ce fut

---

(1). Basnage, ouv. cit., tom. VIII, pag. 331.

alors que parut ce médecin célèbre qui rendit de si grands service aux sciences par ses travaux, et surtout par l'exemple qu'il donna.

D'après le témoignage d'Albupharage (1) et de tous les historiens, Maserjawaieh, juif syrien, fut le premier qui mit les ouvrages écrits dans les langues étrangères, à la portée de tout le monde. Il traduisit d'abord du syriaque les pandectes médicinales d'Aharoun, prêtre et médecin d'Alexandrie : il est parlé, dans cet ouvrage, de la petite-vérole, dont la première description n'appartient pas à Rhasès, comme on le pense communément. Son activité se tourna ensuite d'un autre côté, et de fidèles traductions présentèrent aux Arabes, dans leur propre langue, les écrits d'Hippocrate, de Dioscoride, d'Aristote, etc. Nous ne possédons aucun ouvrage original de ce savant traducteur; on ne peut cependant douter, d'après les citations de Rhasès, qu'il n'eût aussi recueilli ses observations particulières. Cet auteur, qui a altéré son nom de plusieurs manières (2), s'appuie de son autorité

(1) Albupharajii, historia compendium dynastiarum, latinè versum ab Ed. Pococke. Oxoniæ, 1650. p. 126.

(2) Haller, op. cit., p. 336. Obscuro tamen eo seculo septimo exeunte, imperante Califâ Omniade Abdal-

presque à chaque page : il le cite au sujet
de la manière d'agir des médicamens, de
l'inflammation de l'estomac, de la paralysie,
de l'ictère, de l'épilepsie, des hernies, des
signes de la mort, etc. (1).

Pendant que, d'un côté, l'esprit humain
rétrogradait rapidement, et que cette révolution s'opérait en Grèce et en Italie (2),
l'Asie, cet ancien berceau des connaissances
humaines, en conserva le dépôt précieux.
Dans une province de la Perse, Gondisapor
servait de retraite à des savans juifs et nestoriens, qui y avaient établi une école de
médecine célèbre dès le 7.ᵉ siècle. Encouragés
par l'exemple et les succès de Maserjawaich,
ils traduisirent en syriaque et quelquefois
même en arabe, les ouvrages des médecins
et des philosophes grecs. Il y avait près de
leur école, un hôpital dans lequel les jeunes
disciples étaient initiés à la pratique de l'art
et recevaient des leçons cliniques ; on comptait même quelques Arabes parmi eux.

Cependant le goût des sciences n'était pas

---

maloc, captum est Græcorum opera arabicè reddi, à
Judæo Syro medico, cujus nomen integrum est Maserjawaich, à Rhase sæpe corruptum.

(1) Voyez le continent de Rhasès, l. 5, l. 7 et l. 8.
(2) Prindle, ouv. cit.

encore venu à ces derniers ; le fanatisme
religieux régnait dans toute sa force, et la
soif de la gloire militaire n'était pas éteinte
par les conquêtes de la Syrie, de la Perse,
de l'Égypte, de l'Arménie, d'une partie de
l'Afrique et de l'Espagne. Mais un siècle était
à peine écoulé, depuis l'incendie de la bibliothèque et la dispersion des savans d'Alexandrie, que les Arabes désirèrent les lumières
après leur avoir livré la plus terrible des
guerres. Le sceptre avait passé entre les mains
des Abassides ; Abou Giaffar Almanzor, le
deuxième Khalife de cette famille, est atteint
d'une maladie grave ; il appelle un médecin (1) des écoles Nestoriennes ; et rendu à
la santé par ses soins, il sent le prix de la médecine, et devient le protecteur des sciences.
Dès-lors il se fait toujours gloire d'avoir
auprès de lui des médecins, des philosophes
et des mathématiciens. Les livres grecs qui
avaient échappé aux recherches de Maserjawaich et des Nestoriens, sont traduits par
ses ordres, et ces travaux, continués sous
ses successeurs, et surtout sous son petit-
fils Haroun Al-Raschid, contribuèrent puissamment à donner aux Arabes le désir de
l'instruction.

_____

(1) Abul-Pharaji, hist. comp. dynast., p. 142.

Ce Khalife fut en relation avec Charle-
magne ; c'est lui qui lui envoya, vers l'an
805, cette célèbre ambassade, et l'horloge
de laiton qui excita l'admiration de l'Europe
barbare. Il faisait tant de cas des médecins,
qu'il fonda la ville de Tauris, comme un
monument de la cure faite à son épouse. Il
protégea l'école de Gondisapor, en établit
une à Bagdad, où il choisit pour y ensei-
gner les plus célèbres d'entre les médecins
juifs et les médecins chrétiens ; il leur assigna
un salaire honorable, et ordonna que ceux
qui voudraient se livrer à l'exercice de la
médecine seraient examinés par ces professeurs, comme cela avait lieu dans les écoles
Nestoriennes d'où il les avait appelés, et où
l'on retrouvé ainsi l'origine des degrés acadé-
miques.

Le fils aîné d'Haroun qui lui succéda,
nommé Al-Amin, était un prince fainéant
et indigne du trône ; heureusement pour les
sciences il ne régna que quatre ans. Il n'en
fut pas de même d'Al-Mamoun son frère et
son successeur. Élevé parmi les gens de
lettres, il les avait cultivées dans sa jeunesse,
et avait eu un célèbre médecin pour pré-
cepteur. A peine est-il parvenu au Khalifat,
qu'il ne néglige aucun moyen pour répandre l'instruction autour de lui. Il employa
des sommes considérables pour attirer les

savans dans ses états ; logez dans des écoles
publiques qu'il fit construire, ceux qui étaient
destinés à l'enseignement , et établit une
académie séparée pour les sciences les plus
relevées. » L'on vit alors , pour la première
fois , un Souverain dont les vastes états s'éten-
daient depuis les colonnes d'Hercule jusqu'aux extrémités de l'Orient , présider aux
travaux des savans , prendre une part active
à leurs discussions , les éclairer lui-même ,
et protéger à la fois , sans acception de religion ni de patrie , l'historien et le géomètre ,
le théologien et le philosophe , le poète et
le médecin. » *Prudelle*, ouv. cit.

» Après les travaux et les encouragemens
efficaces d'Al-Mamoun , il ne restait à ses
successeurs pour faire fleurir les sciences ,
qu'à ne leur pas être contraires. L'amour
de l'étude était généralement répandu , il
était parvenu à toutes les classes de la société ;
il suffisait par conséquent que les Souverains favorisassent les moyens d'instruction
qui ne leur occasionaient presque plus de
dépense , et n'exigeaient pas une protection
aussi active qu'elle avait été nécessaire pour
leur établissement. Les sciences continuèrent
d'être cultivées sous ces Khalifes , et l'histoire nous a conservé peu de chose de ce
qu'ils firent pour elles ; sans doute que les
ayant trouvées suffisamment établies , leurs

bienfaits se bornèrent à quelques gens de lettres. Nous devons cependant excepter de cette loi générale, Motassem qui succéda à Al-Mamoun, Vathek-Billah qui fut guéri d'une hydropisie, Motavakel son successeur, Mothaded qui fut le 35.e Khalife, et Mostanser qui établit à Bagdad un collège de médecine, et un dispensaire pour les médicamens.

Une protection aussi constante ne pouvait manquer d'obtenir les plus heureux résultats. La médecine, vers laquelle les travaux des Arabes furent toujours dirigés, fit de véritables progrès parmi eux. Ils observèrent et décrivirent quelques maladies nouvelles et jusqu'alors inconnues ; ils enrichirent la matière médicale des préparations chimiques et des purgatifs minoratifs, et introduisirent dans la pharmacie, l'usage du sucre et du miel. De toutes les branches de l'art de guérir, l'anatomie fut la seule dont ils négligèrent l'étude ; les préjugés religieux s'opposant à ce qu'ils fissent des dissections sur les cadavres humains, ils se contentèrent de lire et de commenter les écrits de Galien, qui, n'ayant disséqué que des singes ou d'autres animaux, dont la structure anatomique, quoique rapprochée de celle de l'homme, en diffère dans plusieurs points, n'était pas toujours un guide fidèle.

Les Juifs qui avaient si glorieusement

coopéré à cette révolution, et auxquels Mase-
jawaïch assure l'avantage d'avoir donné l'exemple de ces traductions, qui furent les
premiers pas des Arabes vers les sciences,
puisqu'il florissait sous les Ommiades, et
que ce fut sous les Abassides seulement,
que les Khalifes encouragèrent les travaux
des savans; les Juifs, dis-je, excités par la
munificence des Souverains, s'adonnèrent à
l'étude avec une nouvelle ardeur, et produisirent bientôt un grand nombre de savans
médecins, dont plusieurs furent appelés en
cette qualité auprès des Khalifes: tels furent,
entr'autres, le célèbre Meshalla qui vivait
sous Al Mamoun, et Hebat Allah Ben Melham
Abat Baracat, surnommé Ahoud Alx Aman,
l'unique ou le phénix de son siècle; et à
cause de ses cures merveilleuses, Abou
Barakat, le père des bénédictions (1). Alors
parurent Yusef Ebn Yahia Ebn Ishak, el
Magrabi al Sebti, médecin-philosophe et
mathématicien, Ababacar Mohamed ben
Zacharias Al Rasi, Abu Achmed Hus Ibrahim,
qui ont écrit des traités de médecine pratique;
Isaac ben Soleman, Ichnda al Phariel, traducteurs de Galien; Isaac ben Cheasn, Meir,
Ali Ismail ibn, qui ont traduit et commenté

(1) Amoreux, hist. de la Méd. des Arabes.

Aristote ; Abusaid ben Abi-Surur , abrévia-
teur d'Avicenne ; David al Antaki , qui a
paraphrasé les écrits du même auteur ; Isaac
ben Erram , médecin de Zaïde , Vice-Roi
d'Afrique (1) ; Avil Memni Ibn Avi Negid ,
et Abou Iacoup Ishak ben Soliman , al Israïli
al Thabid al Kairouani , qui se sont occupés
de l'emploi et des préparations des médicamens , etc. (2).

Pendant que les Arabes mettaient à cul-
tiver les sciences, plus de zèle qu'ils n'avaient
eu de fureur pour les détruire, et que par
les soins des Abassides , la nouvelle Babylone, fondée par le second (3) Khalife de

(1) S'étant trouvé en compromis avec un autre
médecin de la cour qui affectait de le contredire,
il cessa de suivre la maladie. Mandé et interrogé sur sa
conduite par le Vice-Roi , il lui répondit : la division
de deux médecins est plus dangereuse qu'une fièvre
tierce. Ce médecin mourut l'an 183 de l'hégire ; il
écrivit quelque chose sur la cure des accidens des
poisons. N'eût-il rien écrit, dit judicieusement Eloy ,
sa réponse vaut un livre, où les médecins trouveront
des raisons bien fortes pour se guérir de la jalousie
qui déshonore autant leur profession, qu'elle est préju-
diciable aux malades.

(2) Voyez G. B. de Rossi Dizionario storico degli
autori ebrei e delle loro opere ; et les ouvrages cités
à la pag. 27.

(3) Abou Giaffart Almanzor fit bâtir la ville de Bagdad, l'an 145 de l'hégire , et 762 de l'ère chrétienne.

cette famille, était devenue le centre des
connaissances humaines ; la partie de ce
peuple qui, après avoir étendu ses conquêtes sur les côtes de l'Afrique, avait péné-
tré dans l'Espagne, et réuni dans 14 mois
ce vaste pays à sa domination (1), en fut
à peine tranquille possesseur, que le désir
de l'instruction se joignait à l'ambition de
tout asservir.

Cette dernière guerre, quoique courte,
avait été très-meurtrière ; et la population
étant diminuée dans plusieurs provinces de
ce royaume, Muza, gouverneur d'Afrique,
et au nom duquel le général Tarif venait
de faire cette nouvelle conquête, fit publier
dans ses états et dans tous les pays qui obéis-
saient aux Khalifes, qu'on donnerait des ter-
res et des habitations à tous ceux qui passe-
raient en Espagne. La proclamation produisit
l'effet qu'on en attendait ; un grand nombre
d'Arabes changèrent de patrie ; et l'on compta
parmi eux 50,000 familles juives. (2).

Les écoles se multipliaient dans toutes les
contrées soumises aux Musulmans ; les bons

_____

(1) Abulcacim, Hist. de la conquête d'Espagne
par les Maures.

(2) Abulcacim, ouv. cit.

écrivains se formaient en foule, et le peuple s'instruisait et avançait à grands pas vers la civilisation. L'Espagne devint le siége de la littérature Arabe, lorsqu'Abdérame proclamé Khalife d'Occident, eut fait de Cordoue le théâtre de sa nouvelle grandeur. L'exemple de ce Khalife suivi par ses successeurs, répandit l'instruction parmi les Arabes-Occidentaux, qui peut-être l'emportèrent sur les Orientaux leurs modèles. Ils ne se contentèrent pas d'être simplement traducteurs ou répétiteurs des savans qui les avaient devancés; Avenzohar est parmi les médecins un observateur indépendant; Albukasis fit faire des progrès à la chirurgie; Averrhoës fut un grand philosophe; Ebn Beithar cultiva la botanique et la médecine vétérinaire (1).

La réflexion générale que fait naître la comparaison des travaux des Arabes en Orient et en Occident, est applicable aux Juifs en particulier. C'est en Orient et sur les bords de l'Euphrate qu'ils fondèrent ces académies, qui, en conservant le dépôt des dogmes religieux, entretinrent l'instruction parmi eux. Ce fut dans la Syrie et sous le khalifat de Merwan, Ebn Hakem et d'Abdal-melch, que Maserjewaich commença ses

_____

(1) Amoreux et Prunelle, ouv. cit.

traductions ; en Perse ils avaient, de concert
avec les Nestoriens, fondé l'école de Gon-
diæpor ; ce fut enfin à Bagdad, qu'appelés
pour l'enseignement, ils traduisirent et commentèrent les écrits des Grecs ; mais le nombre de savans qu'ils eurent en Espagne, fut
bien plus considérable, et ils comptèrent
parmi eux bien plus d'écrivains originaux.
On leur avait assigné pour demeure Tolède,
Cordoue et Grenade ; ils eurent dans toutes
ces villes des écoles particulières où la médecine s'enseignait avec soin, et dont Avenzohar appelle les professeurs, des hommes
sages (1). De ces écoles sortirent Mochmet
Aben Issac, Mordechai Cohen Ben David
Cohen qui ont recueilli des observations de
médecine, Mosé, Nachmanide qui fut auteur
à 16 ans, Nissim fils de Ruben médecin et
Rabbin de Barcelonne, Alguadès Meir médecin du Roi de Castille et président de la
Synagogue de ce royaume, Jonas Ben Gannch
médecin et grammairien, et enfin Maimo-
nides et Aben-Ezra, les deux hommes les
plus célèbres qu'ait produits la nation juive
depuis sa dispersion.

Hatchem II, Roi de Cordoue, que les
Juifs appellent Aschaye (2), rivalisa avec

(1) Eloy, Dict. de la méd.
(2) Basnage, liv. 9, pag. 251.

Philadelphe pour la protection qu'il leur accorda. Il fit traduire en arabe le Thalmud de Babylone, afin de le mettre à la portée de tout le monde ; et ce fut le Rabbin Joseph, disciple de Moyse, *vêtu de sac*, qui entreprit ce grand ouvrage et l'acheva heureusement (1).

La tranquillité dont toute la nation jouissait en Orient depuis long-temps, fut troublée au commencement du 11.ᵉ siècle. Hakim, 3.ᵉ Khalife d'Égypte, de la maison des Fathémites, était encore jeune lorsqu'il monta sur le trône. Un fourbe nommé Hamzah, et qui régnait sous son nom, lui persuada qu'il était Dieu ; on dressa un catalogue des personnes qui le reconnaissaient pour leur divinité (2), et les Juifs ayant refusé de signer furent persécutés, et se retirèrent en grand nombre dans les états des Abassides, où ils ne trouvèrent pas le repos qu'ils attendaient.

Les Sultans Buides s'étant emparés du pouvoir des Khalifes, ne leur avaient laissé qu'un vain titre sans autorité. Les sciences souf-

---

(1) Gantz, Tsemach David, pag. 130.

(2) C'est de là que s'est formée la secte que d'Herbelot, dans sa bibliothèque orientale, appelle Durariah, et de Lacroix, dans sa traduction de Kitap Almskaid, Druses.

frirent beaucoup des changemens qui survinrent alors dans le gouvernement. Ces Sultans aussi ignorans que les Khalifes étaient zélés pour endre les lumières, fermèrent les académies de Sora et de Pumdebita, qui depuis huit siècles n'avaient éprouvé d'interruption dans leurs travaux, que du temps d'Isdigerde. Toute la nation fut proscrite ; et obligés encore une fois de changer de patrie, ils passèrent en Espagne, où réunis à leurs frères qui vivaient également en repos sous les souverains chrétiens (1) et musulmans, ils augmentèrent de beaucoup la population juive de ces contrées, et surtout le nombre des savans.

---

(1) Ils essuyèrent cependant peu de temps après une révolution, qui les eût fait périr si les Evêques et le Pape lui-même n'étaient venus à leur secours. Ferdinand, poussé par sa femme qui était dévote, déclara la guerre aux Sarrasins ; et comme l'intérêt de la religion était le seul motif de cette guerre, on résolut, avant de marcher contre les infidèles, de faire main-basse sur tous les Juifs du royaume ; mais les Evêques s'y opposèrent vigoureusement, et arrêtèrent par leurs remontrances l'impétuosité du Peuple, des troupes et de la Reine. Le pape Alexandre II, qui tenait alors le siége de Rome, écrivit à ces Evêques pour les louer de ce qu'ils avaient fait, et leur allégua l'exemple de Grégoire-le-Grand qui avait réprimé un zèle semblable, et empêché qu'on abattit une synagogue. Basnage. Alexand. II, epist. XXXIV, pag. 1183.

Cinq ans s'étaient à peine écoulés depuis que les Arabes avaient fait la conquête de ce dernier pays, que poussés par leur insatiable ambition ils franchirent les Pyrénées. Ce fut au commencement du huitième siècle, que les Sarrasins, guidés par Zama, entrèrent dans la Septimanie, et soumirent rapidement cette province. Méditant le dessein de s'établir en France, ils ne bornent pas là leurs exploits, et dix-huit mois après leur première invasion, ils investissent Toulouse, dont la prise leur ouvrait l'Aquitaine. Repoussés par Eudes et obligés de repasser les Pyrénées, il ne perdent ni le dessein, ni l'espoir de revenir ; et en 725 ils inondent de nouveau la Septimanie, sous la conduite d'Ambiza (1). Celui-ci moins cruel ou plus habile que Zama, se montra plus avide de sujets que de victimes, et à force de sollicitations et d'adresse, inspirant tantôt la crainte par ses menaces, tantôt la confiance par ses promesses, il étendit sa domination jusqu'à Nismes.

---

(1). L'oiseau de rapine qui épie sa proie, se précipite sur elle, la déchire, s'en éloigne au premier bruit pour y revenir ensuite avec plus d'acharnement, est l'image des Sarrasins fondant à tout moment sur la France, sans cesse repoussés et revenant sans cesse. *Préis hist. des guerres des Sarrasins dans les Gaules.* 1810.

Les Arabes se maintinrent pendant long-
temps dans la Septimanie ; la fameuse victoire
que remportèrent sur eux en 732, Charles-
Martel et le Duc d'Aquitaine, entre Tours
et Poitiers, augmenta leur nombre dans cette
province plutôt que de le diminuer. Le soulè-
vement de Mauronte et son alliance avec
Jussuf-Abderame, les attira dans la Provence,
d'où ils ne furent entièrement chassés qu'en
970, par Guillaume I.er Après cette époque, ils ne tentèrent plus rien au-delà des
Pyrénées, et n'eurent de rapports avec les
pays qu'ils avaient ravagés que par les relations commerciales.

Confondus depuis long-temps avec les
Musulmans, les Juifs multiplièrent encore
leurs liaisons avec les Maures Espagnols, qui
les employaient à l'approvisionnement de leurs
armées. Cette condition les rendait moins
ennemis des pays que les autres dévastaient,
et leur procurant des fréquentations avec les
habitans dont ils achetaient les denrées, leur
facilita les moyens de se fixer parmi eux.
Ils étaient très-nombreux dans la Gaule Nar-
bonnaise après l'expulsion des Maures, et
le devinrent bien davantage, lorsque les
persécutions d'Orient les firent retirer dans
les provinces méridionales de la France et
de l'Espagne.

Ils eurent alors des synagogues et des

académies dans presque toutes les villes du
Languedoc et de la Provence, et particulièrement dans celles où les Sarrasins avaient
prolongé leur séjour, à Carcassonne, Béziers,
Beaucaire, Tarascon, Arles, Marseille, Dra-
guignan, etc. ; mais les plus célèbres furent
celles de Narbonne (1) et de Lunel (2). Ces
académies formées sur le modèle de celles
qui venaient d'être détruites sur les bords
de l'Euphrate, suivirent la même marche
dans l'enseignement. La religion en fut la
base, mais la médecine n'y était pas négli-
gée, et Juda Ben Tibbou enseignait à Lunel,
lors du passage de Benjamin de Tudèle. Toutes ces écoles n'ont jeté qu'une lueur passagère, et fermées lors de l'exil de France,
avant qu'elles eussent formé un établissement
durable, elles n'ont été utiles qu'à leurs
contemporains.

(1) Cette ville est une des plus célèbres par rapport à la loi : c'est de là qu'elle s'est répandue dans
toutes ces contrées. Benj. Tudel. c. I. Cette académie
fut la première qui excommunia les adversaires de
Maïmonides.

(2) Il y a à Lunel une sainte congrégation d'Israélites, qui s'exercent jour et nuit dans la loi...
Ils nourrissent tous ceux qui viennent chez eux des
pays éloignés pour s'instruire dans la loi. On leur
fournit gratuitement tout ce qui leur est nécessaire
pour la nourriture et le vêtement, tant qu'ils vont
au collège. Benjamin de Tudèle. *Ibid.*

Cependant l'étude de la médecine s'était plus spécialement établie dans une ville naissante qui, placée entre les deux, plus célèbres de ces écoles, en reçut de bonne heure le goût de l'instruction, et qui, par son heureuse situation, semblait devoir être le séjour éternel de la santé. Vers l'an 738, Charles-Martel assiégeait dans Narbonne, Athima, général des Arabes, lorsque la mort de Thierri IV rendant sa présence nécessaire en France, il laisse un corps de troupes devant cette place, et remontant le long de la mer, s'empara de Béziers, d'Agde, de Maguelonne et de Nismes; et afin de les empêcher de protéger de nouveau les Sarrasins contre lui, il les livra aux flammes après avoir démoli leurs remparts (1). C'est à cette époque que les historiens rapportent la fondation de Montpellier. Cette nouvelle ville fut formée du concours des habitans du voisinage; elle s'accrut rapidement, et fut dans le onzième siècle un des entrepôts du commerce

_____

(3) *Urbes famosissimas Nemausum, Biterras, Agatham, funditus muros et mœnia destruens, igne supposito concremavit, suburbana et castra illius regionis vastavit. Aimonius Monachus, lib. 4, cap. 25. Magdalonam destrui præcepit. Nemauso verò arenam civitatis illius atque portas cremari jussit.*

du Levant. Les Juifs chassés de l'Orient étaient alors sans patrie, et ces circonstances réunies en fixèrent un grand nombre à Montpellier, où ils trouvaient une retraite avantageuse. Ils y furent à peine nombreux, qu'ils y établirent une académie qui devint bientôt célèbre, et qui fut le berceau de cette antique Université de médecine, qui pendant long-temps n'eut en Europe que l'école de Salerne pour rivale.

L'établissement de l'école de Montpellier est antérieur au douzième siècle, et les preuves démonstratives de cette assertion ont été recueillies par Astruc (1). Cette époque s'accorde parfaitement avec celle de l'expulsion des Juifs de l'Orient, qui les fit passer en si grand nombre en Espagne, et répandit leurs savans dans tout l'Occident. Ils furent alors, d'après le témoignage de tous les historiens (2), les seuls qui traitassent les maladies avec méthode; et leur supériorité sur les autres médecins était tellement reconnue, qu'Huarte, un des meilleurs esprits qu'ait produits la nation Espagnole, a cherché à prouver par les théories galéniques que

(1) Hist. de la Fac. de Montp.

(2) Haller, Cabanis, Freind, Prunelle, Eloi, Astruc, ouvr. cit.

leur tempérament était celui qui convenait
le mieux à la médecine. Les subtilités dont
il étaie son opinion, dit Cabanis, peuvent
ne pas convaincre, mais il est sûr que de son
temps encore les médecins les plus recher-
chés et vraisemblablement les plus habiles
étaient des Juifs.

Personne n'a disputé à ces médecins la
gloire d'avoir établi un enseignement médical
à Montpellier; mais on a dit que les Sarrasins
y avaient aussi contribué. Ils ne peuvent
cependant y avoir participé que d'une manière
indirecte, puisqu'il n'y avait peut-être point
de médecins parmi ceux qui faisaient leur
résidence dans cette ville. Le commerce fut
le seul et unique motif qui les y attira, et
l'on ne voit pas trop pourquoi leurs savans
les auraient suivis.

Les Grecs qui partageaient quelques béné-
fices du commerce avec les Sarrasins et les
Juifs, ont aussi partagé avec eux la gloire
d'avoir fondé l'école de Salerne, dont la durée
fut aussi courte que l'origine est ancienne.
Plusieurs langues y furent usitées, et pour
s'accommoder aux besoins de leur auditoire,
Pontus enseignait en grec, Abdalla en arabe,
et Elisée en hébreu (1). Il en fut de même

_____

(1) Clifton.

à Montpellier dans les commencemens, et l'observation que fait Salisburi, évêque de Chartres qui vivait dans le douzième siècle, que ceux qui en venaient étaient chargés de mots barbares, prouve que l'enseignement s'y faisait dans une langue étrangère. Le grec y eût été rarement entendu, et les médecins de cette ville qui descendaient des Arabes par l'intermédiaire des Juifs (1), se servirent d'abord de l'hébreu, et puis du provençal qu'on trouve employé dans les traductions dès le douzième siècle.

Dans ces temps d'ignorance et de superstition, tout était suspect aux Chrétiens de la part d'une autre nation. Étonnés du succès des médecins on y vit des mystères; l'on ne tarda pas à les accuser de magie et à attribuer leurs cures à des causes surnaturelles. Cette crainte avait beaucoup gêné l'exercice de la médecine; on était presque parvenu à le leur interdire, lorsque Guillaume, fils de Malthide, par un édit donné en 1180, rendit toute la liberté nécessaire aux progrès de cet art. Les Juifs se maintinrent à Mont-

(1) Ils étaient aux 10.e, 11.e, 12.e siècles, les seuls dépositaires de cette science (la médecine) en Europe, qu'ils ont communiquée des Arabes aux Chrétiens. Astruc, 168.

pellier jusqu'à leur entière expulsion de
France, puisque Profatius était régent de la
faculté vers 1300.

Il n'entre point dans l'objet de ma dissertation de parler en détail des services importans qu'a rendus cette faculté, et de tout
ce qu'elle a fait pour les progrès des lumières et la civilisation des peuples. Cette
tâche bien au-dessus de mes forces a d'ailleurs
été remplie par des hommes d'un grand
mérite ; et que pourrait ajouter un élève à
la gloire toujours croissante de cet illustre
corps enseignant, alors que deux professeurs
célèbres ont écrit son histoire (1) !

C'était sans doute avoir beaucoup fait
pour les sciences, c'était s'être acquis des
droits à une reconnaissance éternelle, que
d'avoir fondé un pareil établissement ; et
cependant une circonstance accessoire est
encore venue augmenter l'importance de ce
bienfait. Après une suite de guerres où les

---

(1) Jean Astruc, prof. de la Fac. de Montpellier,
docteur-régent de celle de Paris, prof. royal, publia
en 1737, l'hist. de la Fac. de Montpellier.

Le professeur Prunelle a présenté en l'an 9, pour
sa dissertation inaugurale, des fragmens pour servir
à l'histoire de cette Faculté. La manière dont il a
tracé celle des deux premières époques, fait vivement
désirer la continuation de son travail.

avantages furent souvent partagés, les Sarrasins affaiblis en 1180 furent entièrement chassés d'Espagne en 1252 par Ferdinand III. Quoique pendant leur séjour dans ce royaume, ils aient vécu quelques instans en paix avec les chrétiens, qu'ils se soient même quelquefois coalisés ensemble pour attaquer d'autres rois, ces liaisons passagères, uniquement dictées par des intérêts politiques, ne produisirent pas des rapprochemens assez intimes, pour que les Musulmans pussent communiquer leurs connaissances à ces derniers. L'expulsion des Arabes aurait replongé l'Occident dans les ténèbres et la barbarie, si les écoles juives de Tolède, de Cordoue et de Grenade, les médecins de cette nation répandus dans toute la France, et l'université de Montpellier, n'eussent conservé le dépôt précieux qui échappait aux Arabes, et par des travaux constans et soutenus n'eussent amené la révolution que les lettres éprouvèrent dans le 12.ᵉ et le 13.ᵉ siècle.

Dans ces temps, les Juifs ne se bornaient pas à l'étude de la médecine, et ils eurent des hommes qui se distinguèrent dans tous les genres de connaissances. Au commencement du 13.ᵉ siècle fleurirent David Kimchi, le plus célèbre de leurs grammairiens; Banco le vieux, qui était toujours entouré d'une foule de disciples ; le Rabbin Gerson, surnommé la lumière de la captivité française; Jacob Ben Jekar, habile musicien ; Levi Gersonide, de Bagnols, qui a commenté Aristote et traduit en hébreu plusieurs livres d'Averrhoës ; Abram Badresei, de Béziers, et Jedadia Apennini son fils, hommes de lettres et écrivains élégans ; Bonet, de Lattes, médecin et astronome ; Juda Charizi, un des plus fameux poètes rabbiniques, etc. etc.

L'Allemagne avait reçu les Juifs depuis long-temps ; ils n'y eurent cependant d'académies, que lorsque leurs frères du midi leur eurent transmis le goût des sciences. Les plus anciennes sont celles de Germesheim, où présidaient Baruch et Éliézer ; rien ne prouve qu'on s'y soit occupé de médecine. Ces écoles établies d'ailleurs dans un temps où l'instruction commençait à se répandre parmi les chrétiens, ne peuvent être mises en parallèle avec celles de France et d'Espagne, pour les services qu'elles ont rendus aux lettres.

Quoique les savans hébreux aient paru un peu plus tard en Italie, ils n'y ont pas été pour cela moins nombreux. Les dépenses que faisait Daniel Bomberg, imprimeur à Venise, pour l'impression des bibles hébraïques et des ouvrages des Rabbins, y en attira un grand nombre. Il en entretenait plus de cent à ses dépens, pour corriger les épreuves et composer des livres à l'usage des Juifs. Dans le courant du seizième et du dix-septième siècle fleurirent David Gantz, auteur du livre de chronologie, intitulé, germe de David; Abraam Léon Porta, né d'une famille de savans, et dont le grand-père avait été médecin de Ferdinand I, roi de Naples; Raphaël Rabbeni, dont les talens furent si précoces, qu'il fut docteur et rabbin à quinze ans; Mosé Alatino, qui fut médecin à Spolette; Alatino Vital, littérateur distingué et savant médecin; David de Pomis, qui fut médecin des princes Sforza et du pape Pie IV; Jacob Martino, philosophe et archiatre de Paul III. Le dix-huitième siècle produisit Marini Sabtai Chajim, médecin, rabbin de Padoue; Isaac Lampronti, premier rabbin et célèbre médecin à Ferrare, etc.

Cependant l'inquisition s'étant établie en Espagne et en Portugal, l'on condamnait à des supplices cruels ceux que le hasard avait fait naître de ces hommes qui apportèrent les sciences en Occident. Auprès de ce tribunal dont le nom seul fait frémir, le moindre soupçon de judaïsme était un crime capital; il fallait dissimuler au milieu des tortures pour échapper à une mort certaine. C'est à cette cause que l'on doit rapporter le partage de plusieurs familles juives et surtout des marans, en Hollande et à Venise. Ceux-ci s'exilaient avec d'autant moins de regrets, qu'abandonnant leurs possessions, ils portaient loin de cette patrie ingrate ce qu'ils avaient de plus précieux. Tels furent Isaac Orobio, qui avait étudié la médecine à Salamanque, et professé à Séville, et qui étranger et sans protecteur, concourut et obtint une chaire à Toulouse. De là il passa ensuite à Amsterdam ; Isaac Cardoso qui avait été professeur à Madrid ; Rodrigue de Castro qui se retira à Hambourg, ainsi que Jacob Emmanuel Rosales, médecin philosophe et Comte Palatin ; Jacob, fils d'Uziel, médecin et poète ; Abram Zacutus, Portugais, qui se réfugia à Amsterdam, à l'âge de 50 ans, où il reçut la circoncision, pratiqua la médecine, et publia des ouvrages qui lui ont justement acquis une grande réputation ; les principaux sont : de praxi medica, de medicorum principum historiis, de calculosum morbis.

Je pourrais grossir les différentes séries d'hommes illustres, et donner des notices sur la vie et les ouvrages de tous ceux qui ont vécu jusqu'à ce jour ; mais mon intention étant d'écrire l'histoire de la médecine et non celle des médecins, j'ai cru devoir m'arrêter légèrement sur les détails, reviens les objets d'une manière générale, et m'arrêter là où les savans hébreux confondus avec ceux des peuples qui leur avaient donné un asile, ne présentent rien de particulier.

Pour traiter d'une manière convenable le vaste sujet que j'avais embrassé, il eût fallu réunir des connaissances très-variées, et être à portée de consulter une foule de livres rares, qui ne se trouvent que dans un petit nombre de bibliothèques. Privé de ces secours indispensables, mon ouvrage laissera sans doute beaucoup à désirer, et je ne l'aurais peut-être pas entrepris si j'avais bien apprécié d'avance les obstacles que je devais rencontrer ; mais, comme dit Montaigne, « les « difficultés et l'obscurité ne s'apperçoivent « en aucune science, que par ceux qui y « ont entrée », et quand j'ai bien connu le danger, il ne m'était plus permis de reculer.

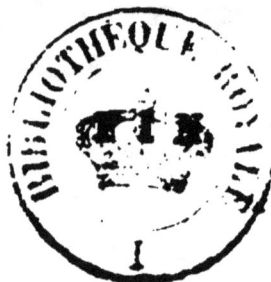